中西医结合守护心健康

主编 刘艳萍 刘 姝 杨红蕾 秦元梅

郑州大学出版社

图书在版编目(CIP)数据

中西医结合 守护心健康 / 刘艳萍等主编. — 郑州：郑州大学
出版社，2022. 9
ISBN 978-7-5645-8716-1

Ⅰ. ①中… Ⅱ. ①刘… Ⅲ. ①心脏血管疾病 – 中西医结合疗法
Ⅳ. ①R540. 5

中国版本图书馆 CIP 数据核字(2022)第 084216 号

中西医结合 守护心健康
ZHONGXIYI JIEHE SHOUHU XINJIANKANG

策划编辑	薛 晗		封面设计	苏永生
责任编辑	薛 晗		版式设计	凌 青
责任校对	刘 莉		责任监制	凌 青 李瑞卿

出版发行	郑州大学出版社		地 址	郑州市大学路 40 号(450052)
出 版 人	孙保营		网 址	http://www.zzup.cn
经 销	全国新华书店		发行电话	0371-66966070
印 刷	河南文华印务有限公司			
开 本	710 mm×1 010 mm 1 / 16			
印 张	16.75		字 数	259 千字
版 次	2022 年 9 月第 1 版		印 次	2022 年 9 月第 1 次印刷

书 号	ISBN 978-7-5645-8716-1		定 价	59.00 元

作者名单

主　审　侯桂华　朱明军

主　编　刘艳萍　刘　姝　杨红蕾　秦元梅

副主编　丁艳丽　曹艳艳　马红霞　王　英
　　　　兰云霞　汪正艳　李晓明

编　委　（以姓氏笔画为序）

　　　　丁艳丽　河南中医药大学第一附属医院

　　　　于　瑞　河南中医药大学第一附属医院

　　　　马红霞　河南省胸科医院

　　　　王　英　武汉亚洲心脏病医院

　　　　王双娜　河南中医药大学第一附属医院

　　　　王琳琳　河南中医药大学

　　　　兰云霞　河南省胸科医院

　　　　朱鑫锋　河南中医药大学第一附属医院

　　　　刘　姝　河南中医药大学第一附属医院

　　　　刘艳萍　河南中医药大学第一附属医院

　　　　刘莎莎　河南中医药大学第一附属医院

　　　　刘晓莉　河南中医药大学

　　　　李传艳　河南中医药大学第一附属医院

　　　　李晓明　北京中医药大学东直门医院

李慧杰　河南中医药大学第一附属医院

杨红蕾　河南中医药大学第一附属医院

杨婵婵　河南中医药大学第一附属医院

吴淑贞　河南中医药大学第一附属医院

何书芳　河南中医药大学第一附属医院

汪正艳　大连医科大学附属第一医院

张朋兴　河南中医药大学第一附属医院

周家琪　河南中医药大学第一附属医院

胡旭红　河南中医药大学第一附属医院

种忆雯　河南中医药大学第一附属医院

秦元梅　河南中医药大学

袁晴川　河南中医药大学第一附属医院

唐应丽　河南中医药大学第一附属医院

曹艳艳　河南中医药大学第一附属医院

梁　闪　河南中医药大学

韩　冰　河南中医药大学第一附属医院

前　言

　　《中国心血管健康与疾病报告2020》数据显示,心血管疾病患病人数达到3.3亿,死亡率占据疾病死亡率首位。导致心血管疾病患病率及死亡率逐年上升的主要原因是广大民众健康知识的缺乏和不健康的生活方式,因此,心血管科普知识的推广与宣传非常重要。

　　本书包含4个方面,分别为心血管解剖结构与生理功能的基本知识、心血管疾病、中医养心、新型冠状病毒肺炎与心血管疾病相关知识等,以中西医结合的理念及一问一答的形式,简单生动地讲解了心脏的相关结构和检查方法、常见症状如何处理、如何进行康复运动和饮食调护,既有常见心血管疾病的防护知识,又结合了传统中医功法,内容涵盖中医心理、情志、饮食等,能使读者更加了解自身状况,促使其采取有利于健康的方法,改善和促进健康。

　　随着在实践中的不断完善,我们把守护心脏健康的经验总结出来,供大家学习,该书适合健康人群、心血管慢性病患者、亚健康人群等阅读,希望本书对大家能够有所帮助。

　　在本书的编写过程中,承蒙北京大学第一医院、中国心血管健康联盟心血管病护理及技术培训中心专家委员会主任委员侯桂华教授,河南省人民医院护理部张红梅教授,河南中医药大学第一附属医院心脏中心王永霞教授、关怀敏教授、杜廷海教授等的大力支持与悉心指导,在此致以衷心的感谢,同时也感谢编写成员认真收集资料,潜心撰写,但因时间仓促,书中难免存在瑕疵,请读者给予批评指正。

编者

2022年1月

目录 / 内容索引

9

15

18

一、心血管解剖结构与生理功能的基本知识

1. 循环系统是由什么组成的?

循环系统由心脏、血管、调节血液循环的神经和体液组成。

2. 循环系统的主要功能是什么?

循环系统的主要功能是为全身各器官、组织运输血液,通过血液将氧、营养物质等供给组织,并将组织产生的代谢废物运走,以保证人体新陈代谢正常运行,维持生命活动。此外,循环系统还具有内分泌功能。

3. 体循环是怎样进行的?

当心室收缩时,含有较多的氧及营养物质的鲜红色的血液(动脉血)自左心室输出,经主动脉及其各级分支,到达全身各部的毛细血管,进行组织内物质交换和气体交换,血液变成了含有组织代谢产物及较多二氧化碳的略呈紫色的血液(静脉血),再经各级静脉,最后汇入上、下腔静脉流回右心房。如上路径的血液循环称为体循环,又称大循环。体循环的主要特点是路程长,流经范围广,以动脉血滋养全身各部,而将代谢产物和二氧化碳运回心脏。

4. 肺循环是怎样进行的?

从右心室将含氧少而含二氧化碳较多的静脉血,经由肺动脉至肺泡周围的毛细血管网,在此与肺泡进行气体交换,即静脉血放出二氧化碳(由肺呼出体外),同时经过吸气自肺泡中摄取氧,于是将暗红色的静脉血,变为鲜红色的动脉血(含氧多,二氧化碳少),经由各级肺静脉,最后注入左心房。

如上路径的血液循环称肺循环,又称为小循环。肺循环的特点是路程短,只通过肺,主要是使静脉血转变成含氧丰富的动脉血。

5. 什么是循环系统疾病?

由心脏和血管病变引发的疾病合称心血管疾病,也叫循环系统疾病。

6. 心脑血管疾病有什么特点?

心脑血管疾病具有高患病率、高致残率和高死亡率的特点,即使应用目前最先进、完善的治疗手段,仍可有50%以上的脑血管意外幸存者生活不能完全自理,全世界每年死于心脑血管疾病的人数高达1 500万,居各种死因首位。

7. 心脏的位置在哪里?

绝大多数人的心脏位于胸腔两肺之间的中纵隔内,外面裹以心包,其2/3位于中线左侧,1/3位于中线右侧。心脏外形像个桃子,它的大小约和成年人的拳头相似。近似前后略扁的倒置圆锥体,位于横膈之上,两肺间而偏左。

8. 心脏的基本结构是什么?

心脏是具有左、右心房及左、右心室4个腔的中空器官,其延续结构还包括肺动脉、主动脉、上下腔静脉等大血管,以及营养心脏的各个神经。

9. 右位心指的是什么?

右位心是指出生后心脏的大部或全部位于胸腔的右侧,由于先天性心脏及大动脉发育异常(如镜像右位心、右旋心)、胸部疾病(如肺不张、张力性气胸、胸腔积液、胸廓畸形等)将心脏推移或牵拉至右侧,如右移心。

10. 镜像右位心有什么特点?

镜像右位心不引起明显的病理生理变化及临床表现,但右旋心一般合并有其他严重的先天性心血管畸形。主要依靠心脏超声确诊,一般不需要治疗,严重时进行手术治疗。

11. 正常成年人的心跳次数是多少?

在生命过程中,心脏始终不停地跳动着,而且很有规律。心跳实际上就是心脏有节奏地收缩和舒张。一般成年人心跳为 60 ~ 80 次/分,平均为 75 次/分。

12. 心跳是怎么形成的?

心脏中的心肌细胞有两种类型,大多数为普通心肌细胞,在受到刺激以后,它们将发生收缩,刺激消失以后则又舒张开来。这样的一次收缩和一次舒张合起来,便组合成了心脏的一次跳动。另一些细胞为特殊心肌细胞,它们能够按自身固有的规律,即自律性,不断地产生兴奋并传导给普通心肌细胞,对其进行刺激,使之收缩和舒张。

13. 心脏的内部结构是什么样子的?

心脏是一中空的肌性器官,内有 4 个腔:后上部为左心房、右心房,二者之间有房间隔分隔;前下部为左心室、右心室,二者之间有室间隔分隔。正常情况下,因房、室间隔的分隔,左半心与右半心不直接交通,但每个心房可经房室口通向同侧心室。

14. 心脏是如何进行循环工作的?

血液在心泵的作用下遵循一定方向在心脏和血管系统中周而复始地流动。包括体循环和肺循环,并互相连接,构成完整的循环系统。

15. 什么是冠脉循环?

冠状动脉是供给心脏血液的动脉,起于主动脉根部的主动脉窦内,分左右两支,行于心脏表面。冠脉循环是为了给心脏自身提供其所需要的营养物质和氧并运走废物的,是血液直接由主动脉基部的冠状动脉流向心肌内部的毛细血管网,最后由静脉流回右心房的一种循环。

16.冠状动脉命名的由来是什么?

心的形状如一倒置的、前后略扁的圆锥体,如将其视为头部,则位于头顶部、几乎环绕心脏一周的冠状动脉恰似一顶王冠,这就是其名称的由来。

17.冠状动脉是怎么分型的?

采用 Schlesinger 等的分类原则,将冠状动脉分为 3 型:①右优势型;②均衡型;③左优势型。

18.冠状动脉的功能是什么?

人体各组织器官要维持其正常的生命活动,需要心脏不停地搏动以保证血运。而心脏作为一个泵血的肌性动力器官,本身也需要足够的营养和能源,供给心脏营养的血管系统就是冠状动脉和静脉。冠状动脉是供给心脏血液的动脉,起于主动脉根部,分左右两支,行于心脏表面。

19.二尖瓣的位置在哪里? 其功能是什么?

(1)二尖瓣的位置:二尖瓣即左房室瓣。附于左纤维房室环上,由心内膜的皱褶形成。它有两个瓣膜,位于前内侧者为前尖瓣,较大,常称大瓣,是左心室流入道与流出道的分界标志;位于后外侧者为后尖瓣,较小,常称小瓣。瓣膜呈三角形,尖朝向左室腔。两个瓣膜底部边缘常相互融合,有时在两瓣间出现小的副瓣。瓣尖、边缘及其室面有许多腱索连于乳头肌。

(2)三尖瓣的功能:心室收缩时,二尖瓣即严密关闭房室口,防止血液逆流入左心房。

20.三尖瓣的位置在哪里? 其功能是什么?

(1)三尖瓣的位置:右房室口,以致密结缔组织构成的纤维支架环上附着有 3 个三角形瓣膜,称三尖瓣或右房室瓣。

(2)三尖瓣的功能:三尖瓣如同一个"单向阀门",保证血液循环一定由右心房向右心室方向流动和通过一定流量。

21. 肺动脉瓣的位置在哪里？其功能是什么？

(1)肺动脉瓣的位置:位于右心室和肺动脉之间。

(2)肺动脉瓣的功能:防止射入肺动脉的血流反流回右心室。

22. 主动脉瓣的位置在哪里？其功能是什么？

(1)主动脉瓣的位置:主动脉瓣是半月瓣,位于左心室和主动脉之间。

(2)主动脉瓣的功能:防止射入主动脉的血液回流入左心室,形态学上类似于肺动脉瓣。因为处于中心位置,主动脉瓣与各个心腔和瓣膜关系密切。

23. 心脏上有神经分布吗？

心脏上有神经分布的,并且分布于心脏的各个部分,主要有交感神经、副交感神经、迷走神经等,可以影响心跳频率及心肌收缩力,但不能替代心脏的传导系统。

24. 窦房结在什么位置？其功能是什么？

(1)窦房结的位置:在心脏的右心房接近上腔静脉的入口附近,存在着一个由特殊心肌细胞汇集而成的窦房结。

(2)窦房结的功能:窦房结可以自动地、有节律地产生电流,电流按传导组织的顺序传送到心脏的各个部位,从而引起心肌细胞的收缩和舒张。窦房结强有力的自律性兴奋,通过传导系统的传播,决定着整个心脏的跳动频率,即心率。因此窦房结是心脏的起搏点。

25. 窦房结的频率是多少？

窦房结的频率为 60~100 次/分,但有 25% 的青年人为 50~60 次/分,6 岁以下的儿童可超出 100 次/分,初生婴儿则可达100~150 次/分。

26. 医生常说的窦性心律是什么意思？

凡是由窦房结发出激动所形成的心律称为窦性心律。窦房结是心脏搏动的最高"司令部"，人体正常的心跳就是从这里发出的，这就是"心脏起搏点"。窦房结每发生 1 次冲动，心脏就跳动 1 次，在医学上称为窦性心律。

27. 心脏的血管有哪些？

(1)左冠状动脉：①前降支、左圆锥支、斜角支、前室间隔支；②旋支。

(2)右冠状动脉。

(3)心的静脉：心大、中、小静脉。

28. 心包是什么？其功能是什么？

(1)心包的概念：心包为覆盖在心脏表面的膜性囊。

(2)心包的功能：心包分为纤维层和浆膜层。纤维层较坚韧，与浆膜层的壁层紧密相贴，伸缩性很小。浆膜层很薄，表面光滑湿润，又分壁层和脏层，壁层紧贴附于纤维层的内面，脏层贴附于心脏的表面(即心外膜)。心包对心脏具有保护作用，能防止心腔过度扩大，以保持血容量恒定。

29. 心包腔是什么？其功能是什么？

(1)心包腔的概念：脏、壁两层间有一腔隙，称心包腔。

(2)心包腔的功能：正常情况下，腔内有少量浆液，心脏搏动时可减小摩擦。

30. 左心耳的位置在哪里？其功能是什么？

(1)左心耳的位置：左心房右前方向前突出的部分叫左心耳。此部分与心房无明显分界线，只是心房内壁光滑，心耳内壁梳状肌发达而不光滑。左心耳是沿左心房前侧壁向前下延伸的狭长、弯曲的盲端结构。

(2)左心耳的功能：左心耳具有主动舒缩和分泌功能，对缓解左心房内压力升高及保证左心室充盈具有重要意义。

31. 心脏电传导系统是由什么组成的?

心脏电传导系统由位于心肌内能够产生和传导冲动的特殊心肌细胞构成,包括窦房结、结间束、房室结、房室束、左右束支和浦肯野(Purkinje)纤维等。

32. 心脏电传导系统是怎么工作的?

窦房结是正常心脏的起搏点,由此产生冲动,通过结间束传导至心房肌和房室结,房室结将窦房结发出的冲动传至心室,引起心室收缩。房室结与房室束(His束)构成房室交界区,再向前下延伸到室间隔膜部下端,分成左、右束支,分别位于室间隔左、右侧心内膜下方。左束支在室间隔左侧起始部,又分为前、上支两束纤维;右束支沿室间隔右侧下行,直到心尖处才开始分支为浦肯野纤维。右束支在心内膜下方与浦肯野纤维网相连,最后连于心室肌。

33. 什么是心电图检查?

心电图是最常用的无创性检查技术,是诊断心律失常最简便、较精确的方法。一般宜选择P波与QRS波群较为清楚的导联循序进行分析。对于较复杂的心律失常,可选P波较明显的Ⅱ、aVF、V₁导联等做较长的一段记录来进行分析,必要时可加快记录速度来检查。分析心律失常的心电图,主要是分析心房波、心室波和房室关系,然后再结合临床资料,得出结论。

34. 心血管疾病患者为什么要做心电图?

①记录人体正常心脏的电活动;②帮助诊断心律失常;③帮助诊断心肌缺血、心肌梗死及部位;④诊断心脏扩大、肥厚;⑤判断药物或电解质情况对心脏的影响;⑥判断人工心脏起搏状况。

35. 主动脉的位置在哪里?

主动脉是人体内最粗大的动脉管,从心脏的左心室发出,向上向右再向下略呈弓状,再沿脊柱向下行,在胸腔和腹腔内分出很多较小的动脉。主动脉是向全身各部输送血液的主要导管,也叫大动脉。主动脉是体循环动脉的主干,故称主动脉,也是全身最大的动脉。自左心室发出,经肺动脉的右侧向右前上方行,至右侧第2胸肋关节高度,呈弓形转向左后方,达第4胸椎体下缘的左侧,再转向下行,沿脊柱的前面下降至第12胸椎体高度,穿膈的主动脉裂孔进入腹腔,继续在脊柱前面下降至第4腰椎体下缘高度分为左、右髂总动脉和一条细小的骶中动脉。

36. 主动脉是怎么划分的?

根据主动脉的走行和位置,可将其分为升主动脉(主动脉升部)、主动脉弓和降主动脉(主动脉降部)3段。其中降主动脉又以膈的主动脉裂孔为界,分为胸主动脉(主动脉胸部)和腹主动脉(主动脉腹部)。

37. 上腔静脉的位置在哪里?

上腔静脉是一条粗短的静脉干,由左、右头臂静脉,在右侧第1肋软骨与胸骨结合处的后方汇合而成,向下至第3胸骨关节的下缘处注入右心房,是一条粗而短的静脉干,在右侧第1胸肋关节的后方由左、右无名(头臂)静脉汇合而成。沿升主动脉的右侧垂直下降,至右侧第3胸肋关节下缘高度注入右心房上部。上腔静脉全长约7厘米,无瓣膜,略向右凸。前面隔胸腺或脂肪组织和右胸膜的一部分与胸前壁相邻,后面为右肺根,左侧紧贴升主动脉,右侧有右胸膜的一部分和膈神经。在注入右心房之前有奇静脉注入其内。其下段位于纤维性心包内,前面和两侧被心包的浆膜层覆盖。

38. 上腔静脉系指的是什么?

上腔静脉及其属支构成上腔静脉系。凡来自头颈部、上肢和胸部(除心脏)的静脉都属于上腔静脉系,最后都通过上腔静脉注入右心房。

39. 上腔静脉的功能是什么?

上腔静脉的功能是收集上半身的静脉血回流至右心房。

40. 下腔静脉的位置在哪里?

下腔静脉是人体最大的一条静脉干,平第 4～5 腰椎高度,由左、右髂总静脉汇合而成。在腹主动脉的右侧上升,经肝的腔静脉窝再向上穿膈的腔静脉孔达胸腔,注入右心房的后下部。其入口处的左前方有一不太明显的下腔静脉瓣。下腔静脉的前方自下而上与右髂总动脉、小肠系膜根部、右精索内动脉、十二指肠第三段、胰、门静脉和肝相邻;后方与脊柱腰段、右肾动脉、右腰动脉、右肾上腺动脉和右膈下动脉相邻;左侧下部与腹主动脉相邻而伴行,上部与肝尾叶和右膈脚相邻。

41. 下腔静脉系指的是什么?

下腔静脉及其属支构成下腔静脉系。凡来自下肢、盆部和腹部的静脉都属于下腔静脉系,最后都通过下腔静脉注入右心房。

42. 下腔静脉的功能是什么?

下腔静脉的功能是收集下半身的静脉血回流至右心房。

43. 肺动脉的位置在哪里?

肺动脉是由右心室肺动脉圆锥发出后至主动脉弓下方,约在第 5 胸椎高度分为左、右肺动脉。自右心室的肺动脉口起始,在主动脉起始部的前方向左上后方斜升,达主动脉弓的下方,约平第 4 胸椎体下缘高度,分为左、右肺动脉。

44. 动脉导管索指的是什么?

在左、右肺动脉分叉处稍左侧,肺动脉与主动脉弓下缘之间,有一条结缔组织纤维索相连,称为动脉韧带,或称动脉导管索,是胚胎时期的动脉导管闭锁后所遗留的痕迹。所以在胚胎时期,肺动脉内的血液直接导入主动脉。此动脉导管在生后不久即闭锁,若不闭锁,则称为动脉导管未闭,是先天性心血管疾病之一。

45.左、右肺动脉有什么特点？

（1）左肺动脉的特点：左肺动脉较短，向左侧横过胸主动脉和左支气管的前方至左肺门，分为上、下两支进入左肺的上、下两叶。

（2）右肺动脉的特点：右肺动脉较长，向右侧经升主动脉和上腔静脉的后方，右支气管和食管的前方至右肺门，分为三支进入右肺的上、中、下三叶。

46.肺泡壁毛细血管网是怎样形成的？

左、右肺动脉经肺门入肺后，随支气管的分支而反复分支，越分越细，最后形成包绕肺泡壁的毛细血管网，气体交换即在此进行。

47.肺动脉有什么功能？

肺动脉是输送静脉血至肺的功能血管，营养肺的血管来自胸主动脉的分支（支气管动脉）。

48.肺静脉的位置在哪里？

肺静脉左右各两条，分别为左、右肺上静脉和下静脉。它不同于体循环的静脉。肺静脉无瓣，其属支起自肺泡壁周围的毛细血管网，逐级汇合，最后汇集成左、右肺静脉各两条，出肺门后，向内穿行纤维性心包分别注入左心房的后上部。

49.左、右肺静脉有什么特点？

（1）左肺静脉的特点：左肺静脉较短，行经胸主动脉的前方。肺静脉主干及其属支，皆无瓣膜。左、右肺静脉皆穿过心包的纤维层而进入左心房。肺静脉汇入左心房时的数目可能出现变异，例如，两条左肺静脉合成一干进入左心房者并不少见；有时可见 3 条右肺静脉（来自右肺的 3 个叶）分别开口于左心房。异常的肺静脉还可能开口于左心房以外的部位。

（2）右肺静脉的特点：右肺静脉较长，行于右肺动脉的下方，上腔静脉及右心房的后方,右肺上、中两叶的肺静脉在肺根处合成一支,所以进入左心房的肺静脉仍为 4 支,分别称为左、右肺上静脉和肺下静脉。

50. 肺静脉的异位引流分型有哪些?

根据其注入部位的不同可分为以下 4 型。①心上型:以一总干汇入左头臂静脉或直接汇入上腔静脉,约占 55% 。②心旁型:注入右心房或冠状窦,约占 30% 。③心下型:以一总干穿过膈,借肝静脉或门静脉的一支连于下腔静脉,约占 12% 。④混合型:约占 3% 。

51. 肺静脉有什么功能?

肺静脉是连接肺与左心房的大静脉,是从肺运送动脉血回左心房的粗大静脉。运输经肺排出的二氧化碳并把饱含氧气的血液运到左心房,有别于体循环的静脉。肺静脉是从肺输送动脉血至左心房的血管,故为肺的功能血管。

52. 什么是心脏听诊?

心脏听诊是将听诊器胸件置于心前区,探听心脏搏动的声音。

53. 为什么医生要做心脏听诊?

心脏听诊是为了了解心脏状态,在心脏检查中占有重要地位,是诊断心脏病不可缺少的重要手段。

54. 医生听诊心脏时听的是什么?

心脏听诊包括心率、心律、心音、杂音及心包摩擦音。

55. 医生行心脏听诊时对环境有什么要求?

听诊要在安静的诊室中进行,保持环境安静、温暖。

56. 医生行心脏听诊时,被检查者该如何做?

听诊心脏时,患者体位要舒适,可取坐位或仰卧位,充分暴露胸部,必要时应该运动后再进行听诊,可使某些杂音更易听到。

57. 医生行心脏听诊时需要注意什么?

医生注意力要集中。听取低频心音或杂音采用钟形体件,听取高频心音或杂音采用鼓形体件。听诊时使用的钟形体件或鼓形体件要温暖。听诊的同时,应结合望诊和触诊,必要时同时进行。听诊要遵循固定的顺序。

二、心血管疾病

(一)冠心病

1.什么是冠心病?

冠心病是指冠状动脉粥样硬化使血管腔狭窄或阻塞和(或)因冠状动脉功能性改变(痉挛)导致心肌缺血而引起的心脏病。

2.冠心病有哪些类型?

冠心病分为5种类型:无症状心肌缺血、心绞痛、心肌梗死、缺血性心力衰竭和猝死。根据发病缓急来分,又分为慢性稳定型冠心病和急性冠脉综合征。

3.冠心病都有哪些症状? 与什么有关?

(1)胸痛:为冠心病的典型症状,需与心肌梗死引起的心绞痛相鉴别,胸痛部位位于心前区,部分患者可向左上肢、颈部、背部放射,持续时间短。此外,部分不典型的心绞痛,可表现为牙痛、活动时颈部疼痛、呼吸短促感觉加剧。

(2)其他:除胸痛外,还可出现心悸、气促、出汗、恶心、呕吐、发热等症状。

冠心病的症状与受损血管供血范围、自身身体状态、是否存在并发病等相关。

4.哪些人易得冠心病?

(1)有冠心病家族史的人群,即在一级亲属中男性小于55岁、女性小于

60 岁即发生冠心病的家族成员较其他人更易得冠心病。

（2）一般男性较女性更易得冠心病,但女性在绝经之后发病率明显增加。

（3）老年人:年龄越大,冠心病的患病率也越大。

（4）高脂血症、高血糖、高血压、高尿酸血症等疾病人群。

（5）习惯熬夜、吸烟、超重、喝酒、不运动、精神压力大的人群。

5. 冠心病有哪些危险因素可控制? 其如何进展?

可控因素:高血压、糖尿病、高脂血症、缺乏运动、肥胖、吸烟、喝酒、精神紧张、压力大。

其进展如下:

高血压—左心室肥厚—冠心病—心力衰竭。

血脂异常—颈动脉增厚—脑卒中—脑卒中后遗症。

糖尿病—微量蛋白尿—肾损害—肾衰竭。

吸烟—血管斑块形成。

肥胖—血管顺应性降低。

6. 冠心病有哪些危险因素不可控制?

（1）年龄、性别:本病多见于 40 岁以上人群,49 岁以后发病明显增加,与男性相比,女性发病率较低,与雌激素有抗动脉粥样硬化的作用有关,故女性在绝经后发病率明显增加。

（2）遗传因素:一级亲属中男性小于 55 岁、女性小于 60 岁发病,考虑存在早发冠心病家族史。

7. 冠心病患者有哪些症状需要立即就诊?

冠心病患者如果出现持续的胸闷、胸痛、大汗、活动受限超过 20 分钟、应用口服药物不缓解就需要立即拨打 120 送至医院了;如果剧烈活动、情绪激动之后出现胸闷、不能平卧休息、血压急剧增高,同样也需要去医院接受检查和治疗。

8. 冠心病的常用检查方法有哪些?

(1)心电图:明确有无心肌缺血、急性心肌梗死或陈旧性心肌梗死及各种心律失常。

(2)如果心电图正常,可进一步检查24小时动态心电图或运动平板试验,以明确有无动态的心肌缺血。

(3)心脏超声:明确有无冠心病较特异的室壁节段性运动障碍、心脏功能等。

(4)如果以上检查仍不能确诊,可进一步检查冠状动脉CT。明确冠状动脉内有无狭窄,狭窄的部位、程度、范围及有无冠状动脉钙化等。

(5)冠状动脉造影是诊断冠心病的金标准,确诊的同时还可以及时放置支架治疗。

(6)检查血常规、血生化、心肌酶谱等,明确有无冠心病的危险因素。

9. 冠心病的常用治疗方法有哪些?

冠心病的治疗包括一般治疗、药物治疗以及手术治疗。

(1)一般治疗:主要就是低盐低脂饮食,注意劳逸结合,适当地锻炼身体,戒烟、限酒,避免熬夜,保持好的心情。

(2)药物治疗:抗血小板聚集(阿司匹林、氯吡格雷)、降血脂(阿托伐他汀、瑞舒伐他汀)、扩张冠状动脉血管(硝酸甘油、单硝酸异山梨酯)、血压控制(β受体拮抗剂、血管紧张素转换酶抑制剂/血管紧张素受体拮抗剂)、血糖控制(胰岛素、降糖药)。

(3)手术治疗:溶栓治疗(仅在急性心肌梗死时)、血管重建(药物治疗效果不佳或心肌梗死)。如果冠状动脉狭窄>70%,在药物治疗的基础上,需要进行冠状动脉内支架植入手术,如果冠状动脉多支病变且较重,需要外科冠状动脉搭桥。

10. 冠心病有哪些危害?

冠心病具有发病率、致残率、死亡率、复发率高,并发症多的特点。近年来,心血管病死亡占城乡居民总死亡原因的首位,冠心病尤其是心肌梗死作为主要的死因,呈逐年上升趋势,冠心病无论是心绞痛还是心肌梗死,都会严重影响患者的工作能力和生活质量,如果不及时治疗,会出现心脏扩大、心功能受损、心力衰竭等症状。因此冠心病一经确诊,应及时治疗,保持良好的生活方式,从而降低心血管事件发生。

11. 冠心病需要做心电图检查吗?

冠心病是需要做心电图检查的。心电图检查是冠心病诊断中最早、最常用和最基本的诊断方法。心电图使用方便,易于普及,当患者病情变化时可及时捕捉其变化情况,并能连续动态观察和进行各种负荷试验,心绞痛或心肌梗死都有其典型的心电图变化。

12. 什么是冠状动脉 CT?

冠状动脉 CT 是经浅静脉注射增强剂,运用 CT 检查心脏冠状动脉,了解冠状动脉血管内有无狭窄病灶存在及对病变部位、范围、严重程度、管壁情况等做出诊断的无创性检查技术。

13. 冠状动脉 CT 有什么优势?

与其他影像学方法比较,CT 的优势在于空间分辨率高、成像速度快、覆盖范围广,且扫描获得的容积数据可通过后处理进行任意切面的多平面成像和三维成像,是显示心脏和大血管解剖的最佳方法,其对身体创伤小,价格便宜。

冠状动脉 CT 显示有临床意义的冠状动脉狭窄的标准性较高,且对冠状动脉中、高度狭窄的阴性预测值也较高,有助于避免冠状动脉正常或不适合介入治疗的患者行有创的侵入性冠状动脉造影检查。

14. 冠状动脉 CT 有什么劣势?

CT 技术的不足在于检查具有放射性,需要使用碘对比剂(碘过敏和肾功能不全为禁忌证),无法对心肌进行组织学特征评价,也不宜进行实时动态成像。并非所有的病变 CT 都能看清,尤其是对于某些钙化比较明显或是植入过支架的患者。心率快慢也会明显影响成像质量,心率越快成像质量越差,目前的 64 排 CT 要求心率控制在 60 次/分以下,更快的 128 排和双源 CT 也要求心率尽量控制在 70 次/分以下。不过随着技术进步,对心率的要求越来越少。对于某些患者,冠状动脉 CT 还可能高估病变的狭窄程度。

15. 冠心病一定要使用支架吗?

一般情况下,当冠状动脉堵塞达 70% 以上,就需要采取支架治疗。支架治疗就是通过血管穿刺技术,顺着血管将支架送入动脉堵塞的位置,然后依靠外力将支架撑开,让病变血管恢复通畅。

16. 冠心病需要终身用药吗?

冠心病是需要终身服药的,在确诊冠心病之后一定要坚持长期服药,才能控制心绞痛的发作,预防致命的心肌梗死。冠心病是由于冠状动脉发生了粥样硬化造成冠状动脉血管狭窄,这种动脉粥样硬化是一种慢性病,这种慢性病是不可逆的,是没有办法从根本上逆转的,所以冠心病一旦患了就是终身性疾病,症状虽然消失,只能说是药物控制了病情,如果停药,很有可能会出现反跳现象,就会导致血管狭窄更加严重,从而出现心肌梗死、心力衰竭等风险。

17. 冠心病常用哪些药物治疗?

冠心病的常用药物首先包括改善冠状动脉供血的药物,如可以应用硝酸酯类药物如硝酸甘油、硝酸异山梨酯、单硝酸异山梨酯等药物进行治疗,可以扩张冠状动脉,改善心肌供血,从而缓解冠心病引起的心绞痛症状。

另外,还可以应用一些中成药,如速效救心丸、复方丹参滴丸等药物,可改善心肌供血,缓解心绞痛症状。另外,患有冠心病的患者出现心绞痛的症状,还可以应用硝苯地平、美托洛尔等药物进行治疗,这些药物也有助于缓解心绞痛的症状。

冠心病患者如果存在血脂异常,如出现高脂血症,需要应用降脂药物来进行治疗,如辛伐他汀等药物可以降低血脂,预防动脉粥样硬化。如果存在高血压病还需要应用降压药物进行治疗,控制血压,预防并发症的发生。另外,还需要应用一些抗血小板药物,预防并发症的发生,如阿司匹林预防血栓的形成。

18. 如何快速了解缺血性心肌病?

①冠状动脉粥样硬化性心脏病引起的心肌长期缺血、缺氧。②属于冠心病的特殊类型或晚期阶段。③临床表现有心律失常、呼吸困难、心绞痛等。④早期预防为主,积极控制冠心病的危险因素。

19. 什么是主动脉内球囊反搏术?

主动脉内球囊反搏(IABP)术是一种机械性辅助循环的方法,其基本原理是将球囊导管置于降主动脉内,外接控制装置,随心脏的舒张和收缩进行充气和放气,以增加心输出量,提高冠状动脉的灌注。

20. 主动脉内球囊反搏术的适应证有哪些?

(1)各种原因引起的泵衰竭:包括急性心肌梗死并发心源性休克、围手术期发生的心肌梗死、体外循环后低心排血量综合征、心脏挫伤、病毒性心肌炎、中毒性休克。

(2)急性心肌梗死后并发症:室间隔穿孔、二尖瓣反流、乳头肌断裂、大室壁瘤。

(3)内科治疗无效的不稳定型心绞痛。

(4)缺血导致的顽固性室性心律失常。

(5)适应证的扩展:左主干病变等高危患者介入治疗中的保护、高危患者或介入治疗失败患者的支持、冠状动脉旁路移植术、瓣膜置换等心外科手术的围手术期支持、终末期心脏病患者行心脏移植或置入人工心脏前后的循环支持、高危心脏病患者施行重大非心脏手术的支持。

置入IABP的时机非常重要,一旦患者符合适用指征,应尽早置入IABP,切忌拖延,否则往往不能奏效。

21. 主动脉内球囊反搏术的禁忌证有哪些？

禁忌证包括主动脉夹层、降主动脉或髂动脉的严重狭窄或钙化、中度以上的主动脉瓣关闭不全、出血或不可逆性的脑损伤、心脏病或其他疾病的终末期、严重的凝血功能障碍。

22. 主动脉内球囊反搏术后应注意什么？

(1)患者卧床休息，肢体制动，插管侧大腿弯曲不应超过 30°，床头抬高也不应超过 30°，以防导管打折或移位。定时翻身、拍背，减少坠积性肺炎及压疮的发生。

(2)护士会每小时使用肝素盐水冲洗测压管道，以免血栓形成，每小时检查穿刺局部有无出血和血肿情况；每小时观察患者足背动脉搏动情况，注意观察皮肤的温度和患者自我感觉情况。

(3)护士持续监测并记录患者生命体征、意识状态、尿量、心排血量、心脏指数、心电图变化、搏动压力情况等，观察循环辅助的效果。

23. 主动脉内球囊反搏术后常见并发症有哪些？

(1)下肢缺血：可出现双下肢疼痛、麻木、苍白或水肿等缺血或坏死的表现。较轻者应使用无鞘的球囊导管或插入球囊导管后撤出血管鞘管；严重者应立即撤出球囊导管。

(2)主动脉破裂：表现为突然发生的持续性撕裂样胸痛、血压和脉搏不稳定甚至休克等不同表现。一旦发生，医护人员会立即终止主动脉内球囊反搏，撤出球囊导管。

(3)感染：表现为局部发热、红、肿、化脓，严重者出现败血症。

(4)出血、血肿：股动脉插管处出血较常见，可压迫止血后加压包扎。

(5)气囊破裂而发生空气栓塞：气囊破裂时，导管内出现血液，反搏波形消失，医护人员会立即停止反搏，更换气囊导管。

24. 什么是冠状动脉造影？

简单来说，心脏冠状动脉造影就是给心脏冠状动脉照个相。

25. 冠状动脉造影怎么做?

医生在患者的右手桡动脉或者大腿根部股动脉穿刺处使用专用的导管,进入供应心脏的冠状动脉,然后注入造影剂,在 X 射线下,屏幕上可看清冠状动脉的结构,以及有没有狭窄或者堵塞。

26. 冠状动脉造影有哪些风险?

冠状动脉造影本身是有创检查,需住院检查,患者需要进入导管室,在 X 射线下完成,且有导管进入人体,整个过程和放置心脏支架的过程几乎一样。所以冠状动脉造影本身也可以认为是一种接近手术的检查,只不过是微创手术罢了。

既然是有创检查,就有一定的风险,其风险有以下几点。

(1)造影剂风险:造影,肯定需要使用造影剂,使用造影剂就有造影剂过敏的风险;造影剂要通过肾脏代谢,会增加糖尿病患者、老年人等人群造影肾病的风险。

(2)出血或血肿:导管要进入人体,要经过动脉血管,到达心脏动脉的开口,所以,这个过程就可能会导致皮下出血、血管破裂出血、血肿。尤其是做心脏造影的过程中要使用肝素,使用肝素后,更容易导致出血风险增加,甚至内脏出血。

(3)血管风险:既然导管是通过血管进入人体抵达心脏开口的,那么这个过程中导管就可能损伤到血管,导致血管痉挛、血栓、血管夹层等风险。

(4)其他风险:造影过程一直要使用导丝和导管,那么导丝或导管理论上有断裂的风险;最严重的危险就是当导管到达心脏动脉开口,可能会刺激诱发心室颤动,导致心脏停搏或诱发心肌梗死。

27. 哪些患者适合做冠状动脉造影?

(1)心肌梗死:急性 ST 段抬高心肌梗死,入院就要马上造影,看看哪个血管闭塞了,马上需要打通血管,需要支架;非 ST 段抬高心肌梗死根据危险分层,当时或随后也需要做造影检查。

（2）心绞痛：药物无法控制的稳定型心绞痛、所有的不稳定型心绞痛、做过支架或搭桥的患者再次发作心绞痛。

（3）高度怀疑冠心病：做过冠脉CT有严重的狭窄、做过运动试验阳性、心电图提示有严重的ST-T动态改变、新发的完全性左束支传导阻滞。

（4）部分先天性心脏病患者手术前：先天性心脏病和瓣膜病等重大手术前、无法确诊的心肌病原因。

（5）不明病因：不明原因的左心衰竭、不明原因的心律失常、不明原因的胸痛。

（6）原发性心搏骤停复苏成功。

28.冠状动脉造影是局麻还是全麻？痛苦吗？手术时间多长？

基本上都是局麻，血管腔内没有神经末梢，医生操作时患者感觉不到导管在里面通过，如果顺利，10分钟左右就能完成。

29.什么是冠状动脉痉挛？

冠状动脉痉挛是各种原因导致的冠状动脉一过性的收缩，引起冠状动脉血流急性中断，导致心肌缺血。如果冠状动脉痉挛出现心肌缺血的情况，就会产生心绞痛以及各种心律失常，严重的会发生心肌梗死、恶性心律失常甚至猝死。研究显示冠状动脉痉挛多发生于中青年，它的病理基础是中度的动脉粥样硬化，如果出现冠状动脉痉挛就会产生心电图的相关导联ST段抬高的表现，而进行冠状动脉造影或者冠状动脉CT也没有发现重度的狭窄甚至闭塞，因此冠状动脉痉挛是功能学的异常。

30.冠状动脉痉挛的分类有哪些？

分为病变部位血管痉挛、病变远端血管痉挛、微血管痉挛、介入术后的冠状动脉痉挛。

31.什么是心肌桥？

一般情况下，冠状动脉常走行于心脏的表面，但也有一部分人的冠状动脉通常走行于心外膜下的结缔组织中。如果一段冠状动脉走行于心肌内，这束心肌纤维被称为心肌桥，走行于心肌桥下的冠状动脉被称为壁冠状动脉。冠状动脉造影显示该阶段血管管腔收缩期受挤压，舒张期恢复正常，被称为"挤奶现象"。由于壁冠状动脉在每一个心动周期的收缩期被挤压，如挤压严重可产生远端心肌缺血，临床上可表现为类似心绞痛的症状、心律失常甚至心肌梗死或猝死。

32. 胸痛常见原因有哪些？

胸痛常见原因包括各种类型的心绞痛、急性心肌梗死、梗阻性肥厚型心肌病、急性主动脉夹层、急性心包炎、心血管神经症等。

33. 什么是心绞痛？

心绞痛是一种因冠状动脉供血不足，心肌急剧、暂时缺血、缺氧所引起的以发作性胸痛或胸部不适为主要表现的临床综合征。

34. 心绞痛有什么特点？

心绞痛是心脏缺血反射到身体表面所感觉的疼痛，特点为前胸阵发性、压榨性疼痛，可伴有其他症状，每次发作持续 3~5 分钟，可数日一次，也可一日数次，休息或用硝酸酯类制剂后消失。本病多见于 40 岁以上男性。

35. 心绞痛常出现在什么位置？

疼痛主要位于胸骨后部，可放射至心前区与左上肢。

36. 什么原因会诱发心绞痛？

劳动或情绪激动时常发生，劳累、情绪激动、饱食、受寒、阴雨天气、急性循环衰竭等为常见诱因。

37. 心绞痛的护理方法有哪些？

心绞痛发作时，立即卧床休息，保持安静直至胸痛消除为止，同时要解开衣领及束缚的衣服。舌下含服硝酸甘油 0.5 毫克,服药 3~5 分钟后疼痛仍不缓解,可再含服硝酸甘油 0.5 毫克。如果用药后出现颜面潮红、头痛等症状,这是由于药物导致头面部血管扩张造成的,不必紧张。

38. 什么是急性心肌梗死?

急性心肌梗死(acute myocardial infarction,AMI)是指急性心肌缺血性坏死,是在冠状动脉病变的基础上,发生冠状动脉血供急剧减少或中断,使相应心肌严重而持久地急性缺血导致心肌细胞死亡。

39. 急性心肌梗死的警示信号有哪些?

没有突然发生的心肌梗死,只有没被识别的心肌梗死警示信号!一般情况下,心肌梗死都是有迹可循的,在心肌梗死发生前 1 周左右,有预警信号发生,只是大多数患者没有专业知识,不能及时发现。大家都知道心肌梗死的治疗是分秒必争的,若能正确地识别警示信号,及时就医,就能很大程度上减少心肌梗死后恶性心血管事件的发生,所以了解这些警示信号很关键!怎么判断身体出现的症状有可能是心肌梗死的警示信号呢?主要有如下判断依据。

(1)疼痛性质:在心肌梗死发作前 1~2 天内,心绞痛发作会比以前次数增多,服用硝酸甘油效果不明显。患者自觉胸骨下或心前区剧烈而持久的疼痛,伴压迫感、濒死感或心前区闷胀不适,疼痛有时向手臂或颈部放射,同时伴有面色苍白、心悸、气促和出冷汗等症状。由于急性心肌梗死的表现形式多样,有些患者以头痛、牙痛或者腹痛就诊,却无相应脏器的病理改变,也不可忽视心肌梗死的存在。

(2)发作诱因:冠心病患者在一定的诱因作用下就会出现心绞痛,如过度劳累、剧烈运动、精神紧张、情绪激动、饱食、受寒、吸烟等,因为在以上情况下全身需氧(血)量增加,而冠状动脉狭窄时不能满足全身供氧(血)量增大的需求,于是出现了相对的缺血,就可能发生心绞痛。心绞痛不能及时缓解(心肌缺血未改善),就进一步发展成心肌梗死。

(3)发作时间:一般情况下,由于心脏缺血所导致的疼痛或不适的感觉也就是我们常说的心绞痛，多数是阵发性的，且不超过 15 分钟，大多数人可能 3～5 分钟就缓解了，超过 15 分钟且含服硝酸甘油不能缓解，就要警惕心肌梗死的发生。

40. 急性心肌梗死的症状有哪些?

（1）疼痛：为最早出现的最突出的症状，多发生于清晨。疼痛的性质和部位与心绞痛相似，但程度更剧烈，多伴有大汗、烦躁不安、恐惧及濒死感，持续时间可达数小时或数天，休息和服用硝酸甘油不缓解。

（2）全身症状：一般在疼痛发生后 24～48 小时出现，表现为发热、心动过速、白细胞增高和红细胞沉降率增快等，由坏死物质吸收所引起。体温可升高至 38 ℃左右，很少超过 39 ℃，持续约 1 周。

（3）胃肠道症状：疼痛剧烈时常伴恶心、呕吐、上腹胀痛，与迷走神经受坏死心肌刺激和心排血量降低组织灌注不足等有关。肠胀气亦常见，重者可发生呃逆。

（4）心律失常：见于 75%～95% 的患者，多发生在起病后 1～2 天，24 小时内最多见。各种心律失常中以室性心律失常最多，尤其是室性期前收缩。

（5）低血压和休克：一般多发生在起病后数小时至 1 周内，约 20% 的患者会出现，主要为心源性休克，为心肌广泛坏死、心排血量急剧下降所致。

（6）心力衰竭：发生率为 32%～48%，主要为急性左心衰竭，可在起病最初几天内发生，或在疼痛、休克好转阶段出现，为急性心肌梗死后心脏舒缩力显著减弱或不协调所致。表现为呼吸困难、咳嗽、烦躁等症状，重者可发生肺水肿，随后可发生颈静脉怒张、肝大、水肿等右心衰竭表现。

41. 急性心肌梗死的并发症有哪些?

（1）乳头肌功能失调或断裂。

（2）心脏破裂。

（3）栓塞见于起病后 1～2 周，如为左心室附壁血栓脱落所致，则引起脑、肾、脾或四肢等动脉栓塞。

（4）心室壁瘤简称室壁瘤，主要见于左心室。

（5）心肌梗死后综合征：于心肌梗死后数周至数月内出现，可反复发生。

42. 心肌梗死后为什么要查血清心肌坏死标志物？有何意义？

对心肌坏死标志物的测定应综合评价，建议于入院即刻、2~4小时、6~9小时、12~24小时测定血清心肌坏死标志物。①心肌肌钙蛋白I（cTnI）或心肌肌钙蛋白T（cTnT）：该心肌结构蛋白血清含量的增高是诊断心肌坏死最特异和敏感的首选指标，在起病2~4小时后升高，cTnI于10~24小时达高峰，7~10天降至正常，cTnT于24~48小时达高峰，10~14天降至正常。②肌酸激酶同工酶（CK-MB）：对判断心肌坏死的临床特异性较高，在起病后4小时内增高，16~24小时达高峰，3~4天恢复正常。由于首次ST段抬高心肌梗死后肌钙蛋白将持续升高一段时间（7~14天），CK-MB适于早期（<4小时）急性心肌梗死诊断和再发心肌梗死的诊断。连续测定CK-MB还可判定溶栓治疗后梗死相关动脉开通，此时CK-MB峰值前移（14小时以内）。③肌红蛋白：有助于早期诊断，但特异性较差，于起病后2小时内即升高，12小时内达高峰，24~48小时内恢复正常。

43. 如何判断心肌梗死发作？

（1）典型的胸骨后或心前区压榨性疼痛：常伴烦躁不安、出汗、恐惧或濒死感，休息或含服硝酸甘油不缓解。

（2）前胸、左肩、左腋下、右上肢痛：左肩是心脏的放射点之一，但是有时因为其定位不精确，也有可能会出现左臂或左前臂的疼痛，尤其是伴有胸闷、气紧时，更要警惕心肌梗死。

（3）胸骨后、颈部痛：是指颈与胸廓下（胸部正中或偏侧）之间疼痛，冠心病患者出现这种疼痛，往往呈阵发性的胀闷痛，有明显的胸部紧迫感，并可牵引或放射至肩臂部等处。常见于中老年人，应警惕是急性心肌梗死。

（4）后背痛：以腰部、背部、肩部的放射性疼痛为主。

（5）上腹部疼痛也可以说是胃痛：如果患者出现出虚汗、呕吐甚至晕厥时，要考虑急性心肌梗死的可能性。

（6）颈部、咽喉：如果出现咽喉痛，又查不到明确原因，并伴有胸闷、出汗或恶心症状时，要警惕心肌梗死的发生。

（7）下颌痛、牙痛：可能表现为颈部、下颌疼痛，甚至是牙齿疼痛，尤其是与运动相关的颈部、下颌、牙齿疼痛，即这些部位静止状态并不痛，但是走路就会疼痛，或是疼痛不止，并伴有头晕、冷汗等症状时，很有可能是急性心肌梗死。

（8）偏头痛：有人认为是由于心肌梗死前，血管痉挛期伴发脑血管痉挛所致；也可通过自主神经反射性引起颅内外血管舒缩障碍引起。

（9）左下肢、左腹股沟：突然左下肢剧烈疼痛，出现胸闷、憋气及出汗，应警惕急性心肌梗死。

44. 为什么心肌梗死的人越来越多了?

运动太少了，越来越懒；爱吃大鱼大肉，果蔬吃太少；家庭吃油超标了（中国居民膳食对食用油摄入量推荐是每人每天 25～30 克）；腰带越来越长了；口味还是那么重；血压超标多了；吸烟戒不掉；压力大；睡得晚。

45. 如何预防心肌梗死?

研究发现，90% 的心肌梗死是可以预防的。需要做到以下 5 点。

（1）吃七八分饱：每餐最好吃七八分饱，并控制肥肉、动物内脏。

（2）运动量力而行：运动时心率不要超过靶心率，运动时间不宜过长，半小时左右为宜（靶心率：40 岁以下用 180-年龄，40 岁以上用 170-年龄）。

（3）及时释放压力：及时把烦恼、怨气等不良因素发泄出来。心情紧张时，自然站立，闭上双眼，深呼吸，有助于放松身心。

（4）晨起喝杯水：早晨血液比较浓稠，容易发生栓塞。晨起动作最好轻柔、缓慢，还要及时补水。

（5）注意保暖：冬季出门时着重头部、手部、脚部保暖。回到室内后缓慢脱掉衣帽，尽量少血压的波动。

46. 心脏喜欢哪些事?

"七个一，远离心肌梗死"：一份全谷物，一把坚果，一份好心情，坐一小时动一动,每天一斤蔬果,晚上十一点前入睡,每周吃一斤鱼。

47. 急性心肌梗死如何预防与自救?

主要做到以下 4 点:①要科学地预防心肌梗死;②要管住嘴,迈开腿,预防第一;③要正确认识心肌梗死,包括发病的征兆及危害性等;④重要的一点是出现胸痛症状一定要尽快去医院。

48. 突发心肌梗死怎么办?

记住这 4 个"千万不能做"和 4 个"一定要做":①千万不能独自去医院;②千万不能擅自服用硝酸甘油;③千万不能喝点水;④千万不能擅自做心肺复苏;⑤ 定要停止活动;⑥一定要拨打急救电话 120;⑦一定要保持呼吸通畅;⑧一定要心情舒畅。

49. 急性心肌梗死发生后救护车到来之前,我们能做什么?

①让患者安静休息,避免刺激;②为患者选择一个舒适的体位;③给患者吸氧、吃药;④拨打急救电话 120,随时做好心肺复苏准备。

50. 心绞痛和心肌梗死有什么区别?

心绞痛是因为冠状动脉中出现了导致动脉粥样硬化的粥样斑块,冠状动脉的血管腔变窄了,变窄之后心肌无法被供应充足的血液。

心肌梗死是因为粥样斑块破裂后,破裂处形成血栓,将冠状动脉完全堵住,导致血液无法流向后方,不能给心肌供血。

51. 心绞痛和心肌梗死对心肌的影响有什么不同?

心绞痛是心肌供血不足的状态,只持续一小段时间,不会出现心肌坏死的情况。而心肌梗死是心肌供血一直处于停止状态,继而出现因心肌缺氧而坏死的情况。

52. 心绞痛和心肌梗死的胸痛持续时间有什么不同?

心绞痛患者胸痛的持续时间为几十秒到 10 分钟,最多持续 15 分钟。发作时,只要及时服用血管扩张的药物(如硝酸甘油),便能及时缓解疼痛。

心肌梗死发作时,患者会感受到与心绞痛无法相提并论的强烈胸痛,还会有冒冷汗、呼吸困难、恶心等症状,严重时会出现脸色苍白、意识不清等症状。心肌梗死的发作时间一般会持续 20 ~ 30 分钟,有些持续数小时也很常见。

53. 心肌梗死易发生在哪些时间段和季节?

(1)早上起床 1 ~ 2 小时易引发心肌梗死。早上 5 ~ 7 点,主导人体活动的自主神经兴奋、血压升高、心率加快、血小板活性上升,容易诱发心肌梗死。晚上 8 ~ 10 点身体容易积存疲劳,在睡觉期间血液会因身体缺少水分而变得黏稠,这都与心肌梗死发作有关系。

(2)天气寒冷的冬季:气温的急剧变化容易引起心肌梗死,所以外出、洗澡、上厕所时,最好采取必要的防寒措施。

54. 心肌梗死患者出院后没有任何症状,还需要服药吗?

答案是需要的! 患者仍然需要在专科医生的指导下服用相关的药物。

常规药物:阿司匹林、氯吡格雷或替格瑞洛、他汀类降脂药物(如阿托伐他汀)、美托洛尔、硝酸酯类或麝香保心丸、血管紧张素转换酶抑制(如卡托普利等)。如果您想停药,请征求专科医生的建议。

注意:不要盲目跟风吃保健品!

55. 心肌梗死患者出院后还要复诊吗?

建议定期看心内科门诊,接受专科医生的建议,进行必要的检查。

检查项目:血糖,血脂,肝功能,尿酸,心肌酶,心电图,心脏超声等。

冠脉支架植入术后,推荐 6 个月左右复查冠状动脉造影。

56. 心肌梗死患者出院后该注意什么?

注意要简单饮食,低盐低脂,戒烟限酒,能戒酒最好。超重者需要适当节食,并争取减重。合并糖尿病者,需要结合血糖的情况进行饮食调整。

57. 心肌梗死患者出院后再发胸痛怎么办?

(1)舌下含服麝香保心丸2粒。

(2)去附近医院行心电图检查。

(3)胸痛明显且持续,舌下含服保心丸不缓解的,拨打急救电话120到医院看急诊!

58. 心肌梗死患者出院后,什么时候可以工作?

没有并发症的朋友(如心力衰竭等),术后4天就可以下床适当活动。出院后1~2个月,视情况可以恢复部分工作。避免高强度的重体力劳动。从事的如果是重体力劳动,建议换一下工作,轻中度的体力活动是可以接受的。有心力衰竭等并发症的,建议在专科医生的评估和建议下进行工作。

59. 心肌梗死患者出院后还可以过性生活吗?

是可以的。没有并发症,出院后的2个月左右,根据自身的情况,有需要的朋友可以过性生活。但需要提醒的是:适可而止,不要过度。

60. 如何预防再次心肌梗死?

①千万不要擅自停药;②戒烟限酒,简单饮食;③控制体重,管好血压、血脂、尿酸和血糖等;④保持平和的心态,积极向上。

61. 心肌梗死的预后如何?

心肌梗死的预后与梗死范围的大小、侧支循环建立情况以及治疗是否及时、恰当有关。随着诊疗技术的进展,急性心肌梗死患者急性期病死率已经大大下降,采用监护治疗后由过去的30%左右降至15%左右,采用溶栓治疗后进一步降至8%左右,住院90分钟内实施介入治疗后则降至4%左右。急性心肌梗死患者死亡多发生在第1周内,尤其是数小时内如发生严重心律失常、心力衰竭或心源性休克者,病死率尤其高。

62. 心肌梗死后胸痛与什么有关？如何应对？

心肌梗死后胸痛与心肌缺血坏死有关。发病 12 小时内应绝对卧床休息，保持环境安静，限制探视，卧床休息及有效睡眠可以降低心肌耗氧量和交感神经兴奋性，有利于缓解疼痛。

63. 心肌梗死后活动无耐力与什么有关？如何应对？

心肌梗死后活动无耐力与心肌氧的供需失调有关，可间断吸入氧气，以增加心肌氧的供应，减轻缺血和疼痛。

64. 心肌梗死后便秘与什么有关？如何应对？

心肌梗死后便秘与进食少、活动少、不习惯床上排便有关。合理饮食，及时增加富含纤维素的食物(如水果、蔬菜)；无糖尿病患者每天清晨给予蜂蜜 20 毫升加温开水同饮；适当腹部按摩(按顺时针方向)以促进肠道蠕动。一般在患者无腹泻的情况下常规应用缓泻药，以防止便秘时用力排便导致病情加重。床边使用坐便器比床上使用便盆更舒适，排便时应提供隐蔽条件，如屏风遮挡。一旦出现排便困难，可使用开塞露或低压盐水灌肠。

65. 发现心搏骤停如何急救？

如果发现周围有人发生了心搏骤停，应第一时间实施心肺复苏术，心肺复苏术针对心脏病突发、溺水、触电等各种原因导致的心搏骤停患者有很好的效果。主要包括胸外按压和人工呼吸，以供给心、脑重要脏器血流和氧气。正确实施心肺复苏术应按照以下步骤实施。①评估现场环境安全：确保急救措施在安全环境下进行。②识别：判断意识和呼吸、检查颈动脉搏动。③胸外按压、开放气道、人工通气：胸外按压与人工呼吸的次数之比为 30∶2，即每 30 次胸外按压，给予 2 次人工呼吸，直到复苏成功或专业救护团队到达。

66. 心搏骤停的生存率有多高？

心搏骤停的生存率取决于最佳的抢救时间，为 5%～60%。

67.心搏骤停抢救成功的关键什么?

抢救成功的关键是快速识别和启动急救系统,尽早进行心肺复苏(CPR)和复律治疗。

68.心搏骤停复苏后如何处理?

心肺复苏后的处理原则和措施包括维持有效的循环和呼吸功能,特别是脑灌注,预防再次心搏骤停,维持水、电解质和酸碱平衡,防止脑缺氧、脑水肿、急性肾损伤和继发感染等。同时做好心理护理,减轻患者恐惧,更好地配合治疗。

69.心肺复苏最后成功的关键是什么?

脑复苏是心肺复苏最后成功的关键。

70.心搏骤停复苏成功的患者预后如何?

心搏骤停复苏成功的患者,及时评估左心室功能非常重要。和左心室功能正常患者相比,左心室功能减退的患者心搏骤停复发的可能性大,对抗心律失常药物的反应差,死亡率较高。

急性心肌梗死早期的原发性心室颤动是由非血流动力学异常引起,若经及时除颤易获复律成功。急性下壁心肌梗死并发的缓慢性心律失常或心室停搏所致的心搏骤停,预后良好;然而,急性广泛前壁心肌梗死并发房室或室内阻滞引起的心搏骤停多预后不良。继发于急性大面积心肌梗死及血流动力学异常的心搏骤停,即时死亡率高达59%~89%,心肺复苏不易成功。即使复苏成功,亦难以维持稳定的血流动力学状态。

71.心肺复苏的具体操作步骤有哪些?

判断:首先判断现场周围环境是否安全? 患者是否昏迷、呼吸是否正常?

呼救与摆放体位:若确定患者昏迷,应立即呼救;使患者仰卧,解开其上衣。开始徒手心肺复苏。

胸外按压(compressions,C)：是建立人工循环的主要方法。成人在开放气道前先进行胸外按压。

开放气道(airway,A)：保持呼吸道通畅是成功复苏的重要一步。

人工呼吸(breathing,B)：开放气道后，先将耳朵贴近患者的口鼻附近，感觉和倾听有无呼吸，如确定呼吸停止，在确保气道通畅的同时，立即开始人工通气，气管内插管是建立人工通气的最好方法。当时间或条件不允许时，常采用口对口呼吸。

72. 心肺复苏的有效表现是什么？

心肺复苏的有效表现为面色、口唇由苍白、青紫变为红润，可探明脉搏搏动、自主呼吸、瞳孔由大变小、对光反射恢复，患者眼球能活动，手脚抽动，呻吟。

73. 心肺复苏的终止条件是什么？

患者已恢复自主呼吸和心跳，有专业医务人员接替抢救；医务人员确定被救者已死亡。在某些下情况可延长心肺复苏时间，如触电、一氧化碳中毒、溺水(特别是溺入冰水中)。

74. 心电图提示心肌缺血，是否意味着患有冠心病？

心电图报告提示心肌缺血的情况常有，但不一定得了冠心病。冠心病的临床表现虽然多种多样，但多数患者会有典型的临床症状，如劳累、活动后胸闷、胸痛，休息3~10分钟后可以缓解等，只有典型的缺血性心电图表现才具有诊断意义，而且要结合患者基本情况(如年龄、现患其他疾病)、临床症状、心肌损害标志物的检测结果等，才能诊断冠心病，所以，不必仅仅因为心电图报告出现心肌缺血而过度担心。

75. 冠心病患者生活中应该注意哪些问题？

已知的冠心病发病原因中，除了性别、年龄、遗传这3个不可控因素外，还有一部分原因是不健康的生活方式,只要我们能坚持健康的生活方式和长期正确的自我管理,就能有效减少心血管事件的发生。正确的自我管理如下。

(1)合理饮食:冠心病患者的日常饮食原则是低盐、低脂、低糖的清淡饮食,有助于控制体重、血压、血脂和血糖,患者应多吃粗粮、蔬菜、水果和富含纤维素的食物,多吃豆类或其制品,常吃适量鱼禽蛋、瘦肉,少吃肥肉、肉皮等脂肪含量高的食物,同时注意饥不过饱。每天盐摄入量控制在 5 克以下。

(2)戒烟禁酒:吸烟对心血管损害非常大,烟草中的尼古丁可使心率加快,心肌耗氧量增加,使血压升高,甚至诱发和加重动脉粥样硬化。酒精可转化为三酰甘油,促进动脉硬化,引发心脑血管疾病。戒烟禁酒是预防和减少发病的有效方法。

(3)适量运动:大量研究证明,适量、规律的运动有助于减少冠心病的发病率。但应注意运动时间、方式、强度等。在时间选择上,应选择下午或晚饭后,可避开心血管疾病发作的高峰时段,运动时长一般为 30 分钟左右,每周至少运动 5 次;选择运动方式时,应以快走、游泳等有氧运动为主;在运动强度选择上,应量力而行,自我感觉不劳累为宜,最大心率计算可参照公式:(220−年龄)×(60% ~80%),运动量循序渐进,持之以恒。

(4)心理平衡:心理平衡是最重要也是最难控制的因素之一,情绪失控造成了太多的意外,每天保持好的情绪,身体的免疫系统也会非常强大。遇事能够拿得起放得下,心态平和,这是健康最基本的要素。要树立健康的人生观,时刻保持愉悦的心情,避免情绪激动。

(5)长期服药、定期复查:控制好血脂、血压、血糖,做到长期服药,定期复查。

76. 经皮冠状动脉介入术前需要做哪些准备?

经皮冠状动脉介入术与外科冠状动脉搭桥相比,是一项微创操作,术前准备也简单得多,常规准备如下。

(1)医疗文书:手术前主管医生会联系患者和家属,告知手术相关事宜,并签署授权委托书和知情同意书,护士打印介入术前、术后交接单并完善。

（2）经济准备：预行支架植入的患者应根据手术方案备好手术费用。

（3）经股动脉穿刺者：术前1~3天练习床上大小便，术前一天做好穿刺处周围皮肤的准备。

（4）术日：更换患者衣，不穿内衣，去除义齿及饰品，常规左侧上肢建立静脉通路。

（5）饮食：术日正常饮食，但应进食清淡易消化食物，尽量避免进食牛奶、豆制品及产气饮料，以免出现消化道不适。

77. 什么是冠状动脉支架植入术？

冠状动脉支架植入术指将支架植入病变的冠状动脉内，支撑其管壁，以保持管腔内血流通畅，也可用于防止和减少经皮冠状动脉腔内成形术后急性冠状动脉闭塞和后期再狭窄，以保证血流通畅，是目前治疗冠心病的主要手段。冠状动脉狭窄或堵塞就像泥石流冲入隧道内挡住了道路，而支架植入就相当于我们把泥石流清理至道路两侧，然后用铁丝网固定，防止它们再堵塞道路，保持道路通畅的过程。

78. 冠状动脉支架的作用有哪些？

①支撑狭窄、闭塞病变的血管；②减少血管弹性回缩及再塑性；③保持血管腔内血流通畅等。

79. 哪些冠心病患者需要支架植入？

（1）稳定型心绞痛：左主干病变直径狭窄>50%；前降支近段狭窄≥70%；伴左心室功能降低的2支或3支病变；心肌核素显像等检测方法证实缺血面积大于左心室面积的10%；任何血管狭窄≥70%的心绞痛，且优化药物治疗无效；有呼吸困难或慢性心力衰竭，且缺血面积大于左心室10%，或存活心肌的血供有狭窄≥70%的血管供应者。

（2）不稳定型心绞痛、非ST段抬高心肌梗死。

（3）治疗后心绞痛复发、血管再狭窄的患者。

（4）急性ST段抬高心肌梗死。

1)直接支架植入:①发病 12 小时内急性 ST 段抬高心肌梗死;②发病 12 小时内不能药物溶栓的急性 ST 段抬高心肌梗死;③合并心源性休克、急性严重心力衰竭,无论是否时间延迟;④发病时间超过 12 小时,临床和(或)心电图仍存在缺血。

2)补救性支架植入:溶栓治疗后仍有明显胸痛,抬高的 ST 段无明显降低,冠状动脉造影显示 TIMI 0~2 级血流者。

3)溶栓治疗再通者的支架植入:溶栓治疗成功的患者,如无缺血复发表现,7~10 天后根据冠状动脉造影,对适宜的残留狭窄病变行支架植入治疗。

4)冠状动脉旁路移植术后复发心绞痛的患者。

80. 冠状脉支架植入术后需要长期服药吗?

患者做完支架后要长期吃药,一年内要服用氯吡格雷与阿司匹林两种抗凝药,一年后只需服用阿司匹林一种抗凝药物,并搭配降脂药物一同服用,在治疗过程中要注意复查凝血时间。

81. 心脏装了支架还能运动吗?

这是经常困扰已接受心脏支架治疗患者的一个问题,一般情况下支架植入术后是可以正常运动的。但要采取什么运动,以及运动时间、强度、频率要根据病情及手术情况,由专业医生评估后决定。急性心肌梗死同时存在心功能受损的患者,不建议进行大运动量体力活动。对于有过心绞痛或心肌梗死,但心功能正常的患者,一般支架植入术后只要坚持服药,定期复查,平时可以跟正常人一样生活。

82. 冠状动脉支架植入术后,该如何合理运动呢?

出院后 1 个月内,建议以步行为主。1 个月后可根据自身情况,在经专业医生运动风险评估后逐渐增加有氧运动,如打太极拳、做有氧瑜伽、做广播体操等。

运动时要确定运动目标强度,最大心率的脉搏数是最适宜的运动强度。运动中,若出现胸痛、头晕目眩、过度劳累、气短、出汗过多、恶心、呕吐以及脉搏不规则等,应马上停止运动。

83. 支架植入术后出现哪些症状应立即就医?

心脏支架植入术后如果出现心前区及后背的压痛、刺痛及放射痛为主的症状,需要及时就医。因为出现这些症状,有可能是支架内再狭窄及与支架的血栓造成的闭塞有关。

84. 支架在体内会移动吗?

支架植入后是不会移动的。在介入手术过程中,支架到达病变处时,手术者通过一定压力使支架内球囊扩张,将支架紧贴血管壁,过一段时间,支架就会和血管内皮完全融合在一起,所以支架一旦植入成功,任何剧烈活动都不可能使其移动,更不可能掉下来。

85. 装了支架就要终身服药,不如直接选择药物治疗吗?

冠心病一经确诊,无论采取何种治疗方案,都必须终身口服药物。不同的是支架植入后,为避免支架内再狭窄,需联合应用2种抗血小板药物服用1年左右。如果需要放支架,因自己不能接受而拒绝,为了缓解症状,可能需要服用的药物种类更多,剂量更大,而且还有可能面临心肌梗死的风险!因此,是否需要终身服药是根据血管病变程度决定的,植入支架是为了让冠心病患者血管再通,降低风险,改善症状,提高生活质量。

86. 植入支架有保质期吗?

支架作为商品的保质期和植入身体后保质期是两个概念。作为一种特殊商品,支架在植入人体前,需要严格杀菌处理,保质期2年左右,支架在植入人体被撑开后,支架网状金属结构会牢牢地嵌入血管,随着时间推移血管内皮细胞完全覆盖支架,最后支架和血管内皮完全融合在一起。所以支架保质期这一说,只要坚持服药,注意改善生活方式,大部分患者的支架能终身使用,不需要定期更换。

87. 放了支架真的可以根治冠心病吗?

动脉粥样硬化是一种全身性的病理表现,一旦出现,不会只发生在某一小段血管,除了大动脉之外,其他细小的血管同样难以幸免,而且越是小血管,越容易堵塞。植入支架只是扩张已经发生或已堵塞的血管,实现血管再通,恢复心肌供血,有效缓解了胸闷、胸痛等症状,但无法消除其他致病因素,如糖尿病、高血脂、高血压、肥胖等,所以做了支架后要综合干预,避免病情复发。

88. 放完支架就万事大吉了吗?

不是的,支架只能解决既往问题,支架解除了以前的血管狭窄,但如果不控制"三高",不抑制血栓聚集,血管依旧会出现损坏,依旧会出现新的狭窄,所以放完支架的人,如果不控制好血压、血糖、血脂、血小板,血管可能还会出现新的狭窄、堵塞。

89. 为什么支架植入术后用药中部分患者会有牙龈出血?

支架植入术后患者需要联合服用阿司匹林和氯吡格雷等抗血小板药物,由于这些药物抑制了血小板的正常功能,在人体容易出血部位,血小板发挥不了正常止血作用,导致凝血功能障碍从而发生出血。最容易出血的部位就是牙龈。

90. 支架植入术后多久可以进行其他手术,比如拔牙、割双眼皮、取肾结石?

如果不是紧急情况,应延期。稳定型心绞痛患者支架植入术后,一般需要服用6个月双联抗血小板治疗,急性冠脉综合征患者在支架植入术后,一般需要接受至少12个月双联抗血小板治疗,以防止血管再次梗阻,在此期间,患者的血小板会受到抑制,因而也会影响自身止血功能,医生通常会建议尽可能在双联抗血小板治疗结束后再进行其他手术,以降低风险。

91. 支架植入术后多久需要复查?

心脏支架植入术后病情相对稳定,要求植入支架后 1 个月、3 个月、6 个月和 1 年进行复查。1 个月的时候主要是复查肝功能、血脂、血糖、心电图、运动平板试验等,了解有没有血脂和电解质的异常,以及运动耐量有没有增加。如果活动量不行,可以做六分钟步行试验评估病情。3 个月的时候要复查心脏彩超加常规的生化项目,了解心脏有没有发生重构、有没有合并心脏的扩大。6 个月的时候也要复查,项目与 3 个月的时候区别不大。1 年的时候建议进行复查心脏彩超加常规的生化项目、心电图、运动平板试验等,最好行冠状动脉 CT 血管造影检查,了解支架的情况以及下肢血管的情况。如果冠状动脉支架植入术后病情不稳定,有病情变化随时到医院进行复诊。

92. 支架植入术后能不能做核磁共振?

冠状动脉支架绝大部分都是合金材料,都通过了核磁共振安全检测,这些患者在术后任何时候做 1.5 T 或 3.0 T 核磁共振检查都没有问题,不需要有任何顾虑。对于早期用的金属裸支架,有弱磁性,根据美国心脏协会的建议,这些支架在术后 6 周做核磁共振也是安全的,因为这时支架植入已经很稳固了。总之,心脏支架术后是可以做核磁共振的。

93. 放进身体的支架会有排异反应吗? 还要拿出来吗?

早期支架的材料以不锈钢为主,在植入人体后,可能由于稳定性较差,发生腐蚀,形成某种程度的不良反应,随着科技的进步,目前的支架主要以钴、铬、镍、铬合金为原料,此类金属的组织相容性都非常好,很多种类的医疗植入物都采用这些材料。临床极少发生排异反应,此外,支架植入后,就像一个弹簧圈一样紧紧贴在血管壁上,然后血管内皮细胞就会蔓延,包绕在支架上,这个过程叫作"支架内皮化",最终,支架将与血管壁融为一体,金属支架并不会始终暴露在外面,所以支架植入后不需要取出来,也不能取出来。

94. 支架是金属网状结构的,能把血管内垃圾勾住吗?

支架作为一种异物,植入血管后会受到人体自身细胞的攻击,比如血小板等,但支架并不会勾住垃圾,所谓的血管内垃圾,是我们来形容血管里过剩的、多余的、对血管壁造成损害的物质,比如血脂、血小板、尿酸等,只是一种指代,所以并不存在"勾垃圾"一说,而且人体具有很强的修复功能,支架植入以后,血管壁的损伤可以自我修复。当血管的内皮爬满到支架的表面,覆盖了支架,在血管里就看不见支架了,支架就变成了血管内部的一种装置了。

95. 心脏介入手术后桡动脉穿刺部位注意事项有哪些?

(1)若患者主诉手发麻、胀痛、手肿胀、手指颜色青紫,提示包扎过紧,可调整松紧度。

(2)若穿刺部位敷料渗血或出现皮下血肿,提示包扎过松或位置不正确,应该及时调整或者重新加压包扎。

(3)如果在短时间内臂围突然增大,提示有皮下血肿或静脉回流障碍的可能,立即寻找原因并给予针对性的处理。

96. 支架内血栓形成,会出现哪些临床表现?

一般支架内血栓形成导致的冠状动脉慢性完全闭塞,可以无症状,但累及左主干等重要位置可造成猝死。

支架内血栓形成导致冠状动脉不完全闭塞,患者多表现为不稳定型心绞痛或非 ST 段抬高心肌梗死、心源性休克、猝死等。

97. 经皮冠脉介入术后发生心脏压塞的临床症状和体征有哪些?

经皮冠脉介入导致的心脏压塞多发生于经皮冠脉介入术后24小时内。

(1)临床表现:胸闷、气短,与呼吸相关的胸痛、胸部不适。

(2)体征:血压下降、心率增快。

(3)心电图检查:正常或特异性 ST-T 改变。

98. 什么是冠心病一期康复?

冠心病一期康复(院内康复期),是指急性期住院期间的康复,一般为3~7天。

(1)康复目标:可以按照正常节奏连续行走100~200米,或上下1~2层楼梯而无不适症状。

(2)训练方案:从床上的肢体活动开始,随着功能的改善,逐渐过渡到坐起训练、步行训练以及上下楼梯训练。注意以循序渐进为原则,逐渐增加活动量。

99. 什么是冠心病二期康复?

冠心病二期康复是指患者从出院开始,至病情完全稳定为止。一般为5~6周,此阶段为冠心病康复的核心阶段。

(1)康复目标:逐步恢复一般日常生活活动能力,包括轻度家务活动,娱乐活动等,提高日常生活质量。

(2)训练方案:散步、医疗体操、气功、家庭卫生、厨房活动、园艺活动或在邻近区域购物等,早期活动在家属帮助下逐步过渡到无监护活动,每周需要门诊随访一次,出现任何不适均应暂停运动,及时就诊。

100. 什么是冠心病三期康复?

病情处于长期稳定状态。一般为2~3个月。

(1)康复目标:巩固二期康复,控制危险因素,改善和提高体力活动能力和心血管功能,恢复发病前的生活和工作。

(2)训练方案:步行、登山、游泳、骑车、划船等。一般每次10~60分钟为宜,每周3~5天。运动量要适宜,一般运动时稍出汗,轻度呼吸加快但不影响对话,早餐起床时有舒适感,无持续的疲劳感和其他的不适感。

101. 冠心病康复注意事项有哪些?

掌握好适应证:凡是康复锻炼过程中使病情加重的情况均不适合,比如不稳定型心绞痛等。

（1）循序渐进：运动量由小到大，程度由易到难，提高患者的适应能力。

（2）持之以恒：大部分的康复锻炼项目需要经过一段时间后才显示出效果，切忌操之过急或中途停止。

（3）及时调整：应根据患者具体实施情况，定期评估，了解运动项目是否合适，根据评估结果，及时调整治疗方案。

102. 最近一段时间一直感觉心口痛，医院让做心电图，请问心电图检查对于慢性稳定型心绞痛有意义吗？

稳定型心绞痛做心电图有非常重要的意义，而且要求患者要定期复查心电图。而复查心电图的目的就是观察患者心电图心肌缺血有没有动态的改变，这才是重要的。如果稳定型心绞痛的患者心电图没有相关动态的表现，只是短时间心肌缺血，而患者没有明显的心前区的疼痛、胸闷、气短，这个时候是比较稳定的。如果患者在复查心电图的同时出现了心电图的动态改变，这个时候可能就要进一步加强自我管理。

103. 心绞痛发作时，心电图会有什么改变？

心绞痛的发病机制为心肌缺血，其心电图改变是缺血部位相对应的导联出现 ST 段或者 T 波的改变。绝大多数心绞痛患者，心绞痛症状发作时表现为对应导联 ST 段水平型或下斜型压低，对于部分冠状动脉痉挛性心绞痛患者或者又称变异型心绞痛，其 ST 段可能出现抬高的改变。也有少数患者仅表现为 T 波倒置或者 ST 段压低，伴随有 T 波倒置。

104. 运动平板心电图对冠心病诊断敏感性高不高？

运动平板心电图在冠心病的诊断中具有准确性高、阳性率高、敏感性强、特异性高及无创等优势，具有重要价值，适于临床推广使用。

105. 做运动心电图时应该在感觉不适的时候做还是在正常的时候做？ 另外，休息不好时做有影响吗？

运动心电图是指活动前、中、后的心电图，是确诊冠心病的银标准（冠状动脉造影被称作金标准）。在感觉不适的时候是不能做的,休息不好没有大的干扰,因为活动的目的就是导致不适,导致不适有关的心电图异常,如果活动中再次出现不适,并且心电图再次出现缺血性改变,那么是可以确诊冠心病的。

106. 入院时为什么都要做心电图检查?

心电图是利用心电图机从体表记录心脏每一次心动周期所产生的电活动,然后通过心电图机记录下来。心电图是测量和诊断异常心脏节律最好的方法,它可以用来诊断心电传导阻滞、心肌受损以及节律变化,甚至对于电解质紊乱引起的心律失常也有一定的诊断价值,所以心电图机应用非常的广,能够发现心脏的一些问题。心电图主要是用于检查有没有心律失常、有没有心肌缺血等情况,甚至对于一部分的心肌病、心腔结构的改变以及心肌梗死都有一定的诊断价值,所以心电图的意义非常大,它反映的是一个心动周期的心电变化。

107. 负荷心肌血流灌注显像对于冠心病检查的意义何在?

负荷心肌血流灌注显像是在运动的状态下注射显像剂,反映的是在运动的状态下心肌细胞的供血情况,通常核医学科是采用踏车的运动方式来检查的。

在运动状态下,心肌的耗氧量会增加,可以使正常的冠状动脉血流量明显增加,但是有病变的冠状动脉就不能相应地扩张,血流量也不能增加或者增加量低于正常的冠状动脉,这样就可以导致正常与缺血心肌显像剂分布出现明显的差异,这样对比着看可以提高病变的检出率。

对于疑有冠心病或心肌缺血的患者,需要常规进行负荷心肌灌注显像和静息心肌灌注显像,提高病变的检出率。

108. 最近 1 个月感觉胸部不适,需不需要做运动负荷超声心动图试验?

需要做。运动负荷超声心动图试验主要用于冠心病早期的诊断,对于常规的心电图运动试验无法准确反映心肌供血的情况,运动负荷超声心动图试验是将二维超声及心电图运动负荷试验联合应用的一种检查方法,在负荷超声心动图试验中应用广泛。

运动负荷超声发现心肌缺血的主要依据是,静息状态下收缩功能正常的室壁收缩功能降低,或原有的室壁运动异常进一步加重,这种室壁运动的异常变化,往往早于胸痛及心电图改变。因此运动负荷超声心动图较常规心电图运动试验,对于冠心病早期的诊断具有更高的敏感性和特异性,并能最大限度地提高心电图运动负荷试验对冠心病的诊断及预测功能。

109. 多层螺旋 CT 对冠心病诊断有何意义?

64 层螺旋 CT 在扫描速度、图像清晰度、降低辐射剂量等技术方面都有了质的飞跃,采用 4D 技术还可动态观察心脏形态。多层螺旋 CT 主要用于冠心病的诊断,与冠状动脉插管造影相比具有创伤小、危险性低、花费少和操作简便等优点。三维立体成像一次检查可对冠状动脉钙化、狭窄和心功能进行评价分析。多层螺旋 CT 冠状动脉血管成像可观察粥样硬化斑块与管腔的关系,特别是对含脂质丰富的非钙化斑块的观察,这在常规冠状动脉造影是很难做到的。

110. 冠心病患者检查冠状动脉 CT 和冠状动脉造影有什么区别?

冠状动脉 CT 主要是利用 64 排 CT 通过快速多层扫描和图像重建技术,对患者的冠状动脉状态进行检查。冠状动脉 CT 检查快速无创,通过冠状动脉 CT 生成的超清的冠状动脉图像,医生可以对冠状动脉病变部位及狭窄程度进行初步了解。

与冠状动脉 CT 检查方法不同的是,冠状动脉造影需要将导管经大腿股动脉或其他周围动脉送至主动脉。通过碘对比剂的注入使冠状动脉显影,这也就意味着冠状动脉造影属于有创检查。但冠状动脉造影可以较明确地将冠状动脉阻塞性病变的位置、程度与范围更为清晰明确地显现出来。除此之外,冠状动脉造影过程中,还可同期完成支架植入术或冠状动脉球囊扩张术等操作,是一种集诊断和治疗为一体的方法。

111. 临床上所说的再灌注治疗是怎么一回事呢？

再灌注治疗是通过溶栓药物、介入或手术治疗，使完全闭塞的血管重新开通，缺血组织获得再灌注的方法是介入治疗的重要方法。再灌注治疗是恢复缺血组织供血、供氧的最有效方式，其恢复程度与闭塞发生后再灌注实现的时间相关。

112. 对于胸痛患者的鉴别诊断应做哪些检查？

胸痛需要鉴别的疾病很多。其伴随症状多有提示意义。需要重点鉴别的疾病为急性冠脉综合征（acute coronary syndrome, ACS）、主动脉夹层、肺栓塞（pulmonary embolism, PE）、张力性气胸等高危疾病。可以通过心脏生化标志物来鉴别 ACS 及 PE，对于主动脉夹层及气胸可以用 CT 检查和 X 射线检查进行鉴别。

113. 不稳定型心绞痛患者出院后定期复查应检查哪些项目？

血脂、血糖、动态心电图（Holter 监测）、心脏彩超、心血管造影、心肌酶检查等。

114. 急性心肌梗死患者的抽血化验最灵敏的指标是什么？

测定血清肌红蛋白。肌红蛋白可作为急性心肌梗死诊断的早期最灵敏的指标。

115. 心肌缺血时心电图有什么变化？

可出现暂时性心肌缺血引起的 ST 段移位。心内膜下心肌容易缺血，故常见 ST 段压低 0.1 毫伏以上，发作缓解后恢复。有时出现 T 波倒置。

116. 对于心脏病患者运动平板试验有何意义？

如果一个人有冠心病的临床表现，而心电图又没有 ST-T 段改变，就可以做心脏运动平板试验看能不能诱发 ST-T 段改变或一些具有诊断意义的心律失常。如果结果是阳性就支持冠心病的诊断,如果是阴性就不支持冠心病的诊断。

117.冠心病患者检查C反应蛋白高说明什么?

C反应蛋白是炎症的标志物,是人血清蛋白的正常成分,是一种急性时(期)蛋白。它的正常参考值小于10毫克/升。升高时常见的两类疾病有:①组织损伤、感染、肿瘤、心肌梗死及一系列急慢性炎症性疾病。②术后感染及并发症。

118.心肌梗死时心电图有哪些改变?

心肌梗死心电图多会出现病理性的Q波,同时还会出现ST-T段呈弓背向上的抬高,看起来就像是红旗飘飘一样,心电图是诊断心肌梗死的一个敏感性的指标。

119.服用抗凝药时,做血栓弹力图试验有何意义?

血栓弹力图试验除主要判断是否有血液高凝状态以外,监测血小板功能变化,对是否容易形成血栓,以及血栓治疗后的疗效评价都有很好的作用。主要包括反应时间、凝固时间、血栓弹力图以及最大凝固时间等。所以建议听从专业医生的意见,医生会根据具体的情况来给出合理的治疗意见,对于血液高凝状态的患者,平时需清淡、低盐、低脂饮食,不能抽烟、喝酒,养成良好的生活作息规律。

120.慢性稳定型心绞痛应该如何检查?

常规检查包括心电图、心电图负荷试验 、心电图连续监测(动态心电图)、放射性核素检查、左心导管检查。

121.哪些检验项目需要空腹?

需要空腹的项目通常是肝功能、肾功能、血糖、血脂、血生化(各种离子)、血流变等检查项目。如果你要做这些检查,千万不要把空腹抽血的叮嘱当作耳边风！否则，摄入了食物中的蛋白质、糖类、嘌呤等物质，数小时内就会对待测指标的含量产生显著影响！但是，像血常规这样的检查，几小时乃至一天以内进食并不会对待测血细胞的数量造成变化，所以，如果需要化验的只是血常规，就不必空腹。

122. 什么是空腹采血？喝水算不算空腹？

空腹是指禁食 8 小时后，专家表示，体检当天早晨喝点白开水并没有问题，但千万不要喝饮料、茶水、咖啡等。实际上，空腹的目的就是要保证体检时静脉血实验室检查结果的准确性。体检前如果大量饮水会稀释血液，导致诸多检测值出现误差，但这并不代表一点儿水也不能喝。专家解释，早晨口干喝 50 ~ 100 毫升水没有问题，只要别大量地一次性喝几百毫升，就不会影响体检结果。

123. 凝血检查项目有哪些？

（1）血栓止血相关：凝血酶原时间（PT）、国际标准化比值（INR）、活化部分凝血活酶时间（APTT）、纤维蛋白原含量（FIB）、凝血时间（TT）、D-二聚体、纤维蛋白原降解产物（FDP）。

（2）急诊血栓检测：PT、INR、APTT、FIB、TT、D-二聚体。

（3）易栓症筛查。

124. 红细胞沉降率检查目的及注意事项是什么？

（1）检查目的：红细胞沉降率（也称血沉）主要用于感染性疾病、自身免疫性疾病的诊断。

（2）注意事项：患者休息 15 分钟后采血，采血前不宜大量饮水。

125. 成人血培养采血时间及注意事项有哪些？

（1）采血时间：寒战或发热初起时采集、抗菌药物应用之前采集最佳。

（2）采集方法：通常左、右肘静脉两部位采集 2 套。

（3）皮肤消毒：酒精-碘伏-酒精。

（4）培养瓶消毒:酒精待干。

（5）采血顺序:注射器采集先厌氧后需氧,蝶形针采集先需氧后厌氧。

126.肝功能类检测项目及注意事项有哪些?

（1）检测项目:肝功能相关检测、肝功能基础检测、急诊肝功能检测。

（2）患者准备:采血前,避免跑步、骑自行车、爬楼梯等剧烈运动,空腹8～12小时,尤以早晨空腹为佳,休息15分钟后进行采血。

127.肾功能类检测项目及注意事项有哪些?

（1）检测项目:肾功能相关检测、肾功能基础检测、急诊肾功能检测。

（2）患者准备:采血前,禁食咖啡、浓茶、高糖、可乐类饮料,避免跑步、骑自行车、爬楼梯等剧烈运动,空腹8～12小时,尤以早晨空腹为佳,休息15分钟后进行采血。

128.血脂血糖类检测项目及注意事项有哪些?

（1）检测项目:血脂相关检测（含血糖）、血脂基础检测（含血糖）、急诊血脂(含血糖)检测。

（2）患者准备:采血前3天以内注意保持正常饮食。前一天的晚餐应避免饮酒、高脂肪和高蛋白饮食。餐后容易出现"饮食性脂血";饮酒可使甘油三酯(TG)、总胆固醇(TC)、高密度脂蛋白(HDL-C)增高。TC空腹12小时以上采血,TG和脂蛋白须空腹8～12小时采血。

129.电解质类检测项目及注意事项有哪些?

（1）检测项目:电解质基础检测、电解质相关检测、急诊电解质检测、微量元素检测。

（2）患者准备:采血前,避免跑步、骑自行车、爬楼梯等剧烈运动,以早晨空腹为佳。

由于铁有昼夜节律的变化,多次测定时应在同一时间段采集以便观察病情变化。

130. 心肌酶类检测项目及注意事项有哪些?

(1) 检测项目:心肌酶检测、急诊心肌酶检测、心肌损伤标志物检测、B 型钠尿肽检测。

(2) 患者准备:采血前,避免跑步、骑自行车、爬楼梯等剧烈运动,空腹 8~12 小时采血,尤以早晨空腹为佳,休息 15 分钟后进行采血。

131. 心脏生化标志物主要有几种?

血清中有多种酶,但各种酶的来源或组织、器官特异性不一。其中血清肌酸激酶(CK)、肌酸激酶同工酶(CK-MB)、谷草转氨酶(GOT)、乳酸脱氨酸(LDH)、α-羟丁酸脱氢酶(α-HBD)等主要来自于心肌,一起组成心肌酶谱,对诊断心脏疾病有重要意义。但作为心脏的酶类标志物主要有 LDH、CK、GOT 及其同工酶等,这些酶在血清中的活性变化可反映心脏功能的好坏和心肌细胞结构的完好程度。

132. 乳酸脱氢酶检测有什么临床指导意义?

心肌梗死患者在发生胸痛后 8~12 小时乳酸脱氢酶开始升高,24~48 小时达高峰,酶活性升高可维持 7 天左右或更长,可作为急性心肌梗死后期的辅助诊断指标。升高水平通常为正常的 3~4 倍,最高可达 10 倍。乳酸脱氢酶中度升高见于心肌炎。

133. 肌酸激酶检测有什么临床指导意义?

肌酸激酶(CK)检测临床上主要用于诊断心肌梗死。急性心肌梗死后 CK 3~6 小时就开始急剧升高,可高达正常上限的 10~12 倍,20~30 小时达高峰。CK 对诊断心肌梗死较 GOT、LDH 的特异性高,但此酶增高持续时间较短,在 2~4 天后就恢复正常。病毒性心肌炎时,CK 活性也可明显升高。

心脏手术和非心脏手术后都将导致 CK 活性的增高,且增高的幅度与肌肉损伤范围的大小及手术时间的长短密切相关。在急性脑外伤、脑膜炎、恶性肿瘤、肺梗死、甲状腺功能低下时,CK 可增高。

134. 血清肌红蛋白检测有什么临床指导意义?

血清肌红蛋白(Mb)增高见于急性心肌梗死(AMI)早期、急性肌损伤、肌营养不良、肌萎缩、多发性肌炎、急性或慢性肾功能衰竭、严重充血性心力衰竭和长期休克等。血、尿中肌红蛋白均升高见于急性心肌梗死、心绞痛、心源性休克、心肌病、肌肉疾病(进行性肌营养不良、多发性肌炎、重症肌无力)等。

Mb在判断AMI中的应用:由于Mb的分子量小,可以很快从破损的细胞中释放出来,在AMI发病后1~2小时血中浓度迅速上升,6~9小时达峰值,12小时内几乎所有AMI患者Mb都有升高,升高幅度大于各心肌酶,因此可以作为AMI的早期诊断标志物。在AMI发作后一天内即返回基础浓度,当有再梗死时则又迅速上升,形成"多峰现象"。

由于Mb半衰期短(15分钟),胸痛发作后6~12小时不升高,有助于排除AMI的诊断,是筛查AMI很好的指标。由于在AMI后血中Mb很快从肾脏清除,发病18~30小时内可完全恢复到正常水平。故Mb测定有助于在AMI病程中观察有无再梗死或者梗死再扩展。Mb频繁出现增高,提示原有心肌梗死仍存在。Mb是溶栓治疗中判断有无再灌注的较敏感而准确的指标。

测定Mb可作为AMI诊断的早期最灵敏的指标。但特异性差,骨骼肌损伤、创伤、肾功能衰竭等疾病都可导致其升高。Mb阳性虽不能确诊AMI,但可用于早期排除AMI诊断的重要指标,如Mb阴性,则基本排除心肌梗死,还可用于再梗死的诊断,结合临床,如Mb重新升高,应考虑为再梗死或者梗死延展。

135. 肌钙蛋白 I 检测有什么临床指导意义?

肌钙蛋白 I(cTnI)是心肌损伤的特异指标。AMI发生后4~8小时血清中的cTnI水平即可升高,12~14小时达到峰值,6~10天恢复正常。出现早,和CK-MB相当或稍早;消失慢,持续时间超过LDH,诊断的窗口期特别长,兼有CK-MB和LDH的优点。

cTnI 的诊断特异性优于 CK-MB 和 Mb,可用于评价不稳定型心绞痛,cTnI 水平升高预示有较高的短期死亡危险性,连续监测 cTnI 有助于判断血栓溶解和心肌再灌注。

AMI 时,所有生化标志物的敏感度都与时间有关。对于胸痛发作 4 小时以内的患者,首先应测定 Mb 水平;3 小时后得到的血液标本,应同时评价 Mb 和 cTnI。所有阳性结果都可确认为 AMI,有阴性结果都可排除心肌损伤。

136.肌酸激酶同工酶检测有什么临床指导意义?

血浆中 CK-MB 主要来自心肌,升高常被确认为心肌损害特异性指标,对心肌梗死早期诊断很有价值。在急性心肌梗死发病 2 ~ 4 小时血清 CK-MB 即开始升高(大于 15 单位/升),12 ~ 24 小时达到峰值,如无并发症 3 天后恢复正常水平。胸痛发作 3 小时后用 CK-MB 诊断 AMI 阳性率可达 50%,6 小时的诊断阳性率可达 80%。一般认为 CK-MB 含量不低于 CK 含量的 6% 时为阳性。CK-MB 对心肌并不完全特异,急性骨骼肌损伤时 CK-MB 可一过性增高。

137.谷草转氨酶检测有什么临床指导意义?

当心肌梗死时,血清中 GOT 活性增高,在发病后 6 ~ 12 小时之内显著增高,增高的程度可反映损害的程度,在 48 小时达到高峰,3 ~ 5 天恢复正常。心肌炎、胸膜炎、肾炎及肺炎等也可引起血清 GOT 的轻度增高。GOT 与 CK-MB、LDH 等联合检测有助于判断急性心肌梗死的病程。

138.乳酸脱氢酶同工酶检测有什么临床指导意义?

通常在 AMI 后 6 小时,LDH_1 开始出现升高,总 LDH 升高略为滞后。由于 AMI 时 LDH_1 较 LDH_2 释放多,因此 $LDH_1/LDH_2>1.0$,LDH_1/LDH_2 值的峰时在发病后 24 ~ 36 小时,然后开始下降,发病后 4 ~ 7 天恢复正常。

$LDH_1>LDH_2$ 也可出现在心肌炎、肺栓塞、巨细胞性贫血和溶血性贫血时,但体外溶血通常不会导致 $LDH_1 > LDH_2$。

139. 抽血查结核杆菌感染 T 细胞斑点试验的意义及注意事项有哪些?

T 细胞斑点试验是判断是否感染结核杆菌的新方法。早晨采血后 2 小时内尽快送检。

140. 冠心病住院期间查心肌梗死三项、N 端脑钠肽前体、D-二聚体的意义是什么?

心肌梗死三项(CK-MB、cTnI、Myo):是检查心肌坏死程度的一种标志物。

N 端脑钠肽前体:是检测心力衰竭的敏感指标。

D-二聚体:血栓性疾病的诊断,尤其是肺动脉栓塞的诊断。

141. 长期服用阿司匹林、氯吡格雷,需要做哪些检查才能知道这两种药有无抵抗作用?

需要做血栓弹力图,血栓弹力图的主要指标有:①反应时间表示被检样品中尚无纤维蛋白形成;②凝固时间表示被检样品中开始形成纤维蛋白,具有一定的坚固性;③图中两侧曲线的最宽距离表示血栓形成的最大幅度;④血栓弹力图,表示血栓的弹性大小;⑤最大凝固时间,表示凝固时间至最大振幅的时间。血栓弹力图均用血栓弹力图仪进行检测。

142. 心绞痛的心电图改变具有什么特点?

心绞痛的心电图改变具有如下特点:患者未出现心绞痛症状时心电图表现类似于正常心电图,心绞痛症状发作可以出现典型的 ST 段压低或者抬高或者伴随 T 波改变。症状一旦得到缓解,心电图可以恢复类似正常的状态。因此,对于心绞痛患者的心电图改变要以动态的改变为主,而不能以单一的静息状态下心电图作为评估标准。

143. 静息心电图检查对于心绞痛有什么意义?

稳定型心绞痛患者静息心电图一般是正常的,所以静息心电图正常并不能除外严重的冠心病。大部分病例心绞痛发作时出现明显的并有相当特征的心电图改变,可出现暂时性心肌缺血引起的 ST 段移位。心内膜下心肌容易缺血,故常见 ST 段压低 0.1 毫伏以上,发作缓解后恢复。有时出现 T 波倒置。静息心电图 ST 段压低(水平型或下斜型)或 T 波倒置的患者,发作时可变为无压低或直立的所谓"假性正常化",也支持心肌缺血的诊断。T 波改变虽然对反映心肌缺血的特异性不如 ST 段,但如与平时心电图比较有明显差别,也有助于诊断。

144. 动态心电图检查对于心绞痛有什么意义?

连续记录 24 小时或以上的心电图,可从中发现心电图 ST-T 段改变和各种心律失常,出现时间可与患者的活动和症状相对照。心电图中显示缺血性 ST-T 段改变而当时并无心绞痛称为无痛性心肌缺血。

145. 超声心动图检查对于心绞痛有什么意义?

超声心动图可以观察心室腔的大小、心室壁的厚度及心肌收缩状态,另外,还可以观察到陈旧性心肌梗死时梗死区域的运动消失及室壁瘤形成。稳定型心绞痛患者的静息超声心动图大部分无异常表现,与负荷心电图一样,负荷超声心动图可以帮助识别心肌缺血的范围和程度。

146. 运动平板试验的目的是什么?

这项检查的目的是为了协助诊断有无冠心病。阳性就说明要考虑检查者存在冠心病的可能性,这时反而应该避免过度的劳累。

147. 心脏导管检查是什么检查?

心脏导管检查是指将导管经肢体周围血管和颈部血管插入心脏及大血管,以了解心脏各相应部位改变的一种检查方法。主要包括右心导管检查、左心导管检查、气囊漂浮导管检查等。

148. 心脏导管检查的适应证有哪些?

适应证:①心绞痛经药物治疗效果不满意。②急性心肌梗死。③室壁瘤影响心功能,准备手术治疗。④病因不是很明确的心力衰竭,为了鉴别冠心病和心肌病。⑤瓣膜病,准备手术治疗。⑥先天性冠状动脉畸形及其他冠状动脉疾病。⑦冠状动脉疾病手术治疗后对手术效果不满意的。⑧急性心肌梗死并发心源性休克。⑨心功能不全等。

149. 心脏导管检查的方法有哪些?

在大腿根部或手臂上切开一个约 3 毫米的小口,利用静脉插入一根细细的导管,把心脏各个部位与体表之间连成一个通道。在专用的 X 射线影像设备下,可以进行以下 3 个方面的操作。

(1)在心脏和大血管各个部位(包括左、右心房,左、右心室,上、下腔静脉,肺动、静脉及体动脉)取少量血液样本进行血氧含量分析和压力监测,通过这些数据,做出血流动力学的定量判断,了解心内缺损分流量的大小、肺血管阻力的情况及各部位之间的压力差异。

(2)在心脏大血管不同部位注入造影剂,采用摄像技术,清晰动态地显示各房、室和大血管的腔内结构及瓣膜的活动情况,对心脏房、室与大血管的位置变异、心内缺损、狭窄,能非常直观地显示出来。是解决先天性心脏病复杂畸形定性诊断最有效的手段,对外科行矫正手术和判断预后非常有帮助。

(3)在心脏导管检查的基础上开展起来的介入性治疗,包括球囊扩张术、内支架术、封堵术、开窗术等。

150. 做完心脏导管检查后注意事项有哪些?

做完心脏导管检查后,应注意有无心跳、呼吸明显增快现象。做造影检查的患者应注意有无恶心、呕吐等造影剂的反应症状。一般这些症状过几小时后就会好转,还要注意切口有无出血、渗血、血肿、肢体发凉等情况,如有应及时找医生检查。做完造影后,如无呕吐,可少量饮水,4～6 小时后可以进食。术后卧床 24 小时,局部伤口沙袋加压 6 小时,暂不宜剧烈活动,防止血管伤口破裂出血。如有切口缝线,术后 7 日拆线。

151. 做心脏导管检查风险高不高?

心脏导管检查术较为安全,其并发症的发生率较低,主要包括气胸,心律失常,局部出血或血肿,穿刺血管远端血栓形成、栓塞、静脉炎等。严格按照操作规范进行可明显减少并发症的发生。

(二)高血压

1. 什么是血压? 其作用是什么?

(1)血压的概念:血压(blood pressure,BP)是指血液在血管内流动时作用于单位面积血管壁的侧压力,通常所说的血压是指体循环的动脉血压。

(2)血压的作用:它是推动血液在血管内流动的动力。

2. 血压分哪几类?

在不同血管内被分别称为动脉血压、毛细血管压和静脉血压。

3. 血压的测量方法有哪些?

血压的测量方法包括直接测量法和间接测量法。

(1)直接测量法:将溶有抗凝剂的长导管,经皮穿刺送至主动脉,导管与压力传感器连接,直接显示血压。本法为有创方式,仅适用于某些特殊情况。

(2)间接测量法:即袖带加压法,用血压计测量。间接测量法简便易行,是目前临床上广泛应用的方法。

4. 血压计的分类有哪些?

血压计有汞柱式、弹簧式和电子血压计。

5. 成年人血压的正常值是多少?

正常成人安静状态下的血压范围较稳定,正常收缩压为 90～139 毫米汞柱(mmHg),舒张压为 60～89 毫米汞柱,脉压为 30～40 毫米汞柱。

6. 测血压时要求的"四定"指的是什么?

四定是指定血压计、定部位、定体位、定时间。

7. 测量血压时需要注意什么?

①测量血压要在安静休息时测量,若测量者有运动、情绪波动、吸烟等情况时要休息 30 分钟后再测量。②为保证连续测量的血压有可比性,要定时间、定部位、定体位、专人测量。③偏瘫患者应测健肢。④选择宽窄适宜的压脉带。⑤压脉带松紧以能放入 1 指为宜。⑥测量血压时,一般应重复 2～3 次,将所得读数的平均数作为血压值。

8. 影响血压测量值的因素有哪些?

运动、情绪波动、吸烟、袖带的松紧和宽窄都会对血压的测量值产生影响。

9. 血压计袖带的宽窄、松紧对血压测量值有什么影响?

太窄则测得的血压值可偏高;反之,则偏低。一般婴幼儿用 6～7 厘米宽的袖带,学龄期儿童用 9～10 厘米宽的袖带,成人用 12 厘米宽的袖带。太松时测得的血压值偏高,太紧时测得的血压值偏低。

10. 什么是高血压?

高血压指在未使用降压药的情况下,非同日的 3 次以上诊室测得收缩压≥140毫米汞柱及或舒张压≥90 毫米汞柱。

11. 高血压如何分类?

高血压分为原发性高血压和继发性高血压,原发性高血压又称高血压病,是心脑血管疾病最重要的危险因素,常与其他心血管危险因素共存,可损伤重要脏器如心、脑、肾的结构和功能。继发性高血压是指由某些确定的疾病或病因引起的血压升高,约占所有高血压的5%。

12. 高血压危险人群有哪些?

①男性年龄≥55岁,女性更年期后;②高盐饮食;③吸烟;④精神紧张;⑤超重或肥胖;⑥缺乏运动。

13. 高血压是怎么分级的?

人群中血压呈连续性正态分布,正常血压和高血压的划分无明确界限,高血压的标准是根据临床及流行病学资料界定的,并根据血压升高水平,进一步将高血压分为1~3级,见表2-1。

表2-1　正常血压和高血压分级

分　类	收缩压/毫米汞柱	舒张压/毫米汞柱
正常血压	<120 和	<80
正常高值	120~139 和(或)	80~89
高血压	≥140 和(或)	≥90
1级高血压(轻度)	140~159 和(或)	90~99
2级高血压(中度)	160~179 和(或)	100~109
3级高血压(重度)	≥180 和(或)	≥110
单纯收缩期高血压	≥140 和	<90

14. 高血压常见症状是什么?

大多数高血压没有明显症状,有的高血压患者会出现头痛、头晕、失眠、耳鸣、手指麻木、颈背部肌肉酸痛、紧张。

15. 高血压会遗传吗?

高血压具有明显的家族聚集性,父母均有高血压,子女发病概率高达

46%,约60%高血压患者有高血压家族史。高血压的遗传可能存在主要基因显性遗传和多基因关联遗传两种方式。一些与高血压发病有关的因素,如高脂血症、肥胖、糖尿病、高盐饮食等,与遗传也有密切关系。概括为两大因素,即基因加环境,即在多基因遗传的作用下,再加上同家族共同的生活环境、饮食习惯、性格爱好等而出现家族中多发病的倾向。但这并不是说,父母患高血压,子女就一定会患高血压,通过控制高血压的其他诱因,如抽烟、嗜酒、过度疲劳、情绪不稳定等,高血压是可以减少发病的。

16. 高血压的危害有哪些?

只要动脉经过的地方高血压都有可能损害它,如脑卒中、肾衰竭、心脏病、视网膜动脉的病变等。

17. 高血压能治好吗?

高血压分为原发性高血压和继发性高血压,原发性高血压也就是通常所说的高血压病,根据血压增高的程度分为1、2、3级。又根据合并心血管危险因素的多少分为低危组、中危组、高危组、很高危组。对于低危高血压病患者,通过生活方式的干预,血压可以恢复正常,但是如果不注意生活方式,血压可能再次升高。对于其他组别的高血压患者在生活方式干预的基础上,需要长期的药物治疗,也可以达到临床治愈。对于继发性高血压的患者,找到病因,在高血压未出现明显的靶器官损害的时候去除病因,高血压可以彻底治好。

18. 高血压患者需要终身用药吗?

患者如果患有原发性高血压,一般是需要终身服用降压药物的。如果患者能够找到引发高血压的病因,并且针对其原发疾病进行治疗,很有可能不需要继续服用降压药物,或者是可能减少服用降压药物的剂量。在服用降压药物的过程中,要注意定期监测与血压有关的并发症。

19. 高血压危险因素有哪些?

(1)遗传因素:约60%高血压患者有高血压家族史。原发性高血压有明显的家族聚集性,双亲均有高血压的正常血压子女,以后发生高血压的概率高达46%。

(2)环境因素:①长期高盐高钠饮食,饮食中饱和脂肪酸或饱和脂肪酸/多不饱和脂肪酸比值较高也属于升压因素,饮酒量与血压水平呈线性相关,尤其与收缩压相关性更强。②精神刺激,如脑力劳动者、从事精神紧张度高的职业、长期生活在噪声环境中与高血压发生呈正相关。③吸烟,吸烟可使交感神经末梢释放去甲肾上腺素增加使血压升高,同时可以通过氧化应激损害一氧化氮介导的血管扩张,引起血压升高。

(3)其他因素:肥胖,口服避孕药、麻黄碱、肾上腺皮质激素,呼吸睡眠暂停低通气综合征等,均与高血压发生密切相关。

20. 高血压常用哪些检查方法?

血生化(钠、钾、空腹血糖、总胆固醇、甘油三酯、高密度脂蛋白胆固醇、低密度脂蛋白胆固醇、尿酸和肌酐)、血常规、尿常规、心电图检查、24 小时动态血压、超声心动图、颈动脉超声、餐后 2 小时血糖、血同型半胱氨酸、尿蛋白定量、眼底、胸部 X 射线检查。

对怀疑继发性高血压患者,根据需要选择做以下项目:血浆肾素活性、血和尿皮质醇、血肾上腺素和去甲肾上腺素、血和尿儿茶酚胺、肾和肾上腺超声、CT 或 MRI、睡眠呼吸监测等。对有并发症的高血压患者,进行相应的心、脑、肾检查。

21. 得了高血压该怎么办?

(1)科学的生活方式:控制体重、低盐饮食(每天盐摄入量不超过 5 克),戒烟限酒、合理运动、保持心情愉快。

(2)遵医嘱按时长期足量服用降压药物,不漏服、错服。

(3)家庭自测血压:坚持长期测量,了解血压动态变化,便于控制和管理。

(4)定期随访,如有异常,随时门诊治疗。

22. 年龄越大,高血压诊断标准相应越高吗?

有些高血压患者误认为随着年龄的增长,血压随之增高是一种生理现象,这个认识是错误的,对于成年人,高血压的诊断标准是一样的,与年龄无关,非同日 3 次以上诊室测量的血压≥140/90 毫米汞柱即可诊断为高血压。

23. 高血压患者降压目标是什么?

目前一般主张血压控制目标值应<140/90 毫米汞柱。糖尿病、慢性肾脏病、心力衰竭、病情稳定的冠心病合并高血压患者,血压控制目标值<130/80 毫米汞柱。对于老年收缩期高血压患者,血压降至 150/90 毫米汞柱以下,可耐受者降至 140/90 毫米汞柱以下。应尽早将血压降低至目标血压水平,并非越快越好。大多数高血压患者,应根据病情在数周至数个月内将血压逐渐降至目标水平。年轻、病程较短的高血压患者,可较快达标。但老年人、病程较长或已有靶器官损害或并发症的患者,降压速度宜适度缓慢。

24. 降压药物治疗对象是什么?

①高血压 2 级或以上患者;②高血压合并糖尿病,或者已经有心、脑、肾靶器官损害或并发症患者;③凡血压持续升高,改善生活方式后血压仍未获得有效控制者;④高危和很高危患者。

25. 降压药物应用的基本原则是什么?

(1)小剂量:初始治疗时通常采用较小的有效治疗剂量,根据需要逐步增加剂量。

(2)优先选择长效制剂:尽可能使用每天给药 1 次就能持续 24 小时降压作用的长效药物,从而有效控制夜间血压与晨峰血压,更有效地预防心脑血管并发症。如使用短、中效制剂,则需要每天给药 2~3 次,以达到平稳控制血压的目的。

(3)联合用药:可增加降压效果又不增加不良反应,在低剂量单药治疗效果不满意时,可以采用两种或两种以上降压药物联合治疗。

（4）个体化：根据患者具体情况、药物有效性和耐受性，兼顾患者经济条件及个人意愿，选择适合患者的降压药物。

26. 在家中测量血压准不准确?

有些人认为在家中测量的血压不准确，其实，只要购买经过国际标准认证的电子血压计，掌握正确的测量方法，测得的血压就是准确的。家庭自测血压优点：①可以避免紧张导致的血压测量不准确；②可以多个时间段监测血压，更容易发现血压的高峰点，更容易了解全天整体血压水平；③能够区分症状与血压间的关系，可以在出现不适症状时测量血压，观察症状与血压是否存在直接关系。因此，鼓励高血压患者自备电子血压计，在家中监测血压。

27. 测量血压有哪些建议?

要求使用经过认证的上臂式袖带电子血压计，尽量不选用腕式血压计、手指血压计及未校准的血压计，避免因血压计准确度差延误诊治，每个电子血压计每 1～2 年需要到购买处或厂家进行校准，自己是无法进行校准的，手动设备要求袖带的充气必须覆盖上臂周围的 75%～100%，电动设备根据说明书使用袖带。

测量血压需要环境安静，温度适宜，测量前 30 分钟避免吸烟、喝咖啡、剧烈运动等，建议排空膀胱静坐 5 分钟左右再测量，测量过程中避免交谈。

测量血压时坐姿正确，避免跷二郎腿、腿交叉蜷缩等，双脚平放地面，背靠椅背，手臂置于桌子上，上臂中点与心脏水平。

每次测量连续 3 次，每次间隔 1 分钟，最后 2 次的测量平均值为当次血压值，测量血压值高于正常值，建议隔 1 周以上再测量 2 次，连续测量3 次，若 3 次都达到高血压的诊断标准时才可以确诊为高血压。

左、右臂的选择：一般采取测右臂血压，如果右臂不方便也可以选择左臂，要比较血压的高低一定是同侧肢体相比较，不能以今天右臂的血压和明天左臂的血压相比较，因为通常情况下左、右臂血压值是不同的。

28.测量血压有哪些错误行为?

（1）血压计长年累月不进行校准。

（2）测量血压前没有休息合适时间,没有规避吸烟等。

（3）测量血压时交谈、跷二郎腿,身体过度弯曲。

（4）仅测量一次血压,尤其是在极度情绪异常、睡眠障碍等影响下,仅一次测的血压值高就开始服用较强降压药物,导致血压过低,大脑等重要脏器灌注不足,会出现体位性低血压。

（5）迷恋诊室血压,不相信家庭血压监测。其实只要仪器及测量方法无错误,家庭测量的血压值是更值得信赖的,因为至少规避了白大衣高血压等,家庭多次监测血压对临床治疗方案的选择和调整更具有指导意义。

29.高血压确诊有哪些特例?

（1）白大衣高血压:由医护人员测量,操作比较规范,但一些患者容易紧张,测量值可能比实际血压偏高,这就是常说的白大衣高血压。

（2）隐匿性高血压:这类患者家庭监测血压偏高、诊室测量血压正常,实际患者是高血压。

30.高血压患者为什么要监测血压?

血压受很多因素的影响,比如情绪是否激动、睡眠是否良好、近期有没有炎症感染,或者是不舒服症状,这些都会引起血压的波动,高血压患者的血压更是如此。高血压患者要经常测量血压来掌握血压的变化情况,及时调整用药,把血压控制在理想的水平,防止血压过高引起心脑血管意外或血压过低导致晕厥、跌倒等意外事件,所以,高血压患者经常测量血压尤为重要。

31.为什么说监测血压是有效管理高血压的前提?

规律监测血压可以判断血压是否异常,是诊断高血压的第一步,可以监测血压变化,间接了解心脏和心血管的功能情况,是正确诊断、选择治疗手段和评估治疗效果的重要保障。

32. 监测血压的方式有哪些?

（1）诊室测量血压：由医护人员测量，操作比较规范，但一些患者易紧张，测量值可能比实际血压值偏高，这就是常说的白大衣高血压。此外，测血压的时间往往是医生的白天正常工作时间，隐匿性高血压或个别患者凌晨出现的高血压很可能被忽略。

（2）家庭自测血压：目前推荐家庭自测血压。优点是有助于提升高血压患者的自我管理意识；避免白大衣高血压；随时观测、方便灵活；及时评估疗效；降低治疗费用。

（3）动态血压监测：使用仪器测量 24 小时血压。患者佩戴一个动态血压记录仪，在日常生活环境中自由活动，仪器会自动按设置的时间间隔进行血压测量。一般日间每 30 分钟测一次，夜间每小时测一次。动态血压监测有助于清晨高血压、夜间高血压这些特殊时段的隐匿性高血压的诊断。

33. 血压测量的"三不要"是什么?

（1）不要跟着感觉走：自我感觉头不晕、眼不花，就认为血压一定正常，大部分高血压是没有症状的，所以要规范测量血压。

（2）不要过分关注血压：血压有昼夜节律的变化，且受气候、环境、活动、情绪变化的影响，不同时间段测量的血压值有所不同，对血压过分关注，频繁测血压，精神紧张，不利于血压控制。

（3）不要半途而废：坚持测压，坚持治疗。

34. 每天血压波动规律是什么?

一般来说，人的血压每天都处于波动的状态，不同时间段，测量的血压值是不同的，大部分人每天血压会有两个高峰：第一个高峰是在上午 6 ~ 10 点，这段时间相当于晨起后，由于刚刚起床，体内激素水平会发生一定变化，造成血压升高，很多心肌梗死、脑出血等心脑血管疾病容易在这个时间段发作；第二个高峰一般是在下午 4 ~ 6 点，高血压患者会感到疲劳、颈痛、头晕等,全天血压最低往往出现在凌晨的两三点,这个时间段处于熟睡状态,与高峰相比,一般会相差 10~20 毫米汞柱,血压也会随昼夜和季节呈规律性动态变化,冬天较高,夏天相对低一些。

35. 什么是高血压危象?

短期内血压急剧升高,舒张压超过 120 毫米汞柱或 130 毫米汞柱并伴一系列严重症状,甚至危及生命的临床现象,称为高血压危象。主要原因是紧张、疲劳、寒冷、嗜铬细胞瘤发作、突然停服降压药等诱因,造成小动脉发生强烈痉挛,血压急剧上升,影响重要脏器血液供应而产生危急症状,在高血压的早期与晚期均可发生。高血压危象发生时,常出现头痛、烦躁、眩晕、恶心、呕吐、气急及视力模糊等严重症状,以及伴有动脉痉挛、相应的器官缺血症状,甚至会出现抽搐、昏迷、心绞痛、心力衰竭、肾衰竭、脑出血等严重后果。

36. 高血压危象会导致死亡吗?

高血压危象是一种有高度危险性的心血管急危重症,须立即进行及时、有效的治疗。高血压患者一旦出现血压急骤升高且伴有心、脑、肾等重要器官功能障碍者应即刻到医院就诊,接受专科治疗,防止严重并发症的发生。系统降压治疗,避免过度劳累及精神刺激等预防措施有助于大大减少高血压危象的发生。病情稳定后应逐步过渡至常规抗高血压治疗并长期坚持。

37. 什么是高血压脑病?

高血压脑病是指当血压突然升高超过脑血流自动调节的阈值时,脑血流出现高灌注,毛细血管压力过高,渗透性增强,导致脑水肿和颅内压增高,引起一系列暂时性脑循环功能障碍的临床表现,甚至脑疝形成。高血压脑病患者多具有头痛、抽搐和意识障碍三联征,如果不及时抢救治疗,脑部会严重受损,甚至危及生命。发生高血压脑病时,必须立即就医,以降压、减轻脑水肿为主要治疗方法。

38. 高血压危象和高血压脑病有什么区别?

高血压危象和高血压脑病同属于高血压患者的危重状态,但两者有区别,具体概括如下。

(1)发病机制不同:高血压危象多与交感神经活性亢进和血液循环内儿茶酚胺过多有关,造成全身细小动脉暂时性强烈痉挛。高血压脑病是因为血压突然或短期内明显升高的同时因脑细小动脉扩张,引起脑水肿和颅内高压,出现中枢神经功能障碍。

(2)血压升高特点不同:高血压脑病以舒张压升高为主,高血压危象以收缩压升高为主。

(3)症状不同:高血压危象常有心悸、气急及视力模糊等严重症状。高血压脑病常见抽搐、失语和暂时性偏瘫等神经系统症状。

(4)伴随疾病:高血压脑病少见心绞痛和心力衰竭发作,高血压危象则常见。

39. 高血压对哪些脏器有损害?

高血压不是一个单纯的血压值的增高,会导致心、脑、肾、血管等受损害。它会引起心肌的肥厚,最终导致心功能不全;对于肾脏,如果不好好控制血压,最终也可能导致肾功能衰竭;也可出现脑出血、脑栓塞等脑部并发症;另外还会引起周围血管动脉粥样硬化、眼底动脉硬化等并发症。

40. 降压药物主要有哪几类?

降压药多种多样,概括起来可以分为以下五大类。

(1)血管紧张素转换酶抑制剂(ACEI):贝那普利、卡托普利、依那普利、培哚普利、咪达普利等。

(2)β受体阻滞剂:阿替洛尔、美托洛尔、比索洛尔、普萘洛尔等。

(3)钙通道阻滞剂:氨氯地平、地尔硫䓬、非洛地平、硝苯地平等。

(4)血管紧张素Ⅱ受体阻滞剂(ARB):厄贝沙坦、氯沙坦等。

(5)利尿剂:呋塞米、双氢克尿噻、吲达帕胺、螺内酯等。

41. 为什么要强调 24 小时平稳降压?

(1)血压降得过快,会出现头痛、头昏、心悸。

(2)高血压患者常有晨间血压波动,早晨 4~6 点为事件高发时段,晨间血压急剧升高或长期降压不平稳会诱发中风、心肌梗死等心脑血管急症。

(3)24 小时平稳降压可避免晨间血压波动,保证血压平稳维持在正常水平,避免不良事件发生。

42. 为什么要选用便于联合用药的降压药?

(1)单用一种降压药血压达标率低,仅为 60%。

(2)很多合并冠心病或其他疾病患者需要联合应用 2 种或 2 种以上的降压药,才能使血压达标。

(3)研究证明,联合使用 3 种降压药可使约 90% 患者血压达标。

43. 什么样的降压药可 24 小时维持平稳疗效?

(1)半衰期长的降压药,半衰期至少长达 24 小时。

(2)每天只需 1 次服用,避免多次服药时血压忽高忽低,且 1 次服药不宜忘记,避免药物漏服引起血压波动。

(3)即使偶尔漏服,药效可以维持更长时间的降压药。

44. 降压药吃了血压降不下来,可以再加量吗?

从药效学角度看,这种做法并不可取。一方面达不到药效倍增的效果,另一方面还会增加很多服药后的不良反应,得不偿失。有些药物服药剂量增加,只是增加了药物的作用时间,而药效并没有增加。所以一定要通过医生的复诊评估、重新开具处方后才能尝试。

45. 高血压药物要经常换吗?

高血压的患者选用降压药物进行降压治疗后,如果选用的降压药物能够使血压长期控制达标,就不需要经常更换,要长期服用所选的降压药物使血压持久得到有效的控制。如果选用的降压药不能使血压得到有效的控制,就需要在医生的指导下进行降压药物的调整。可以换用其他降压药物或者加用具有其他降压机制的药物进行协同降压治疗,使血压得到有效的控制。

46. 高血压控制得好,就可以减药吗?

血压控制在 140/90 毫米汞柱以下,可以考虑减药,但是要在医生的指导下调整用药,一般血压控制平稳,仍建议服用降压药,可以减少用药的剂量或用药的频次,不推荐直接停用药物,以减少血压波动,延缓并发症的发生。

47. 高血压没有症状,是不是就可以不吃药?

研究发现,在高血压患者中,有 60% 患者血压升高时是没有任何症状的,这些患者中,血压高低与症状没有关系,高血压很多情况下是无声无息的,仅仅凭有没有症状来判断有没有高血压是不正确、不科学的,诊断高血压的唯一手段就是通过血压计来测量自己的血压,另外,要明确治疗高血压的目的并不是为了治疗头痛,不能够把高血压药物当作止痛药来服用,头痛时吃一片,不痛时就不吃降压药是错误的。治疗高血压最根本的目的是为了降低血压升高引起的脑出血、脑梗死、心力衰竭、肾衰竭等。在既往很多研究证实,高血压引起的这些并发症和血压本身升高程度有关,与是否有头痛症状没有任何关系。国内一些数据显示了收缩压每升高 10 毫米汞柱,主要的心血管事件风险增加 38%。所以,高血压患者切勿按照症状来服药,正确做法是长期服药、规律监测、定期随访、按时测压。

48. 高血压患者可以吸烟吗?

不能吸烟。吸烟有害健康大家都知道,但是很多人将伤害归拢到呼吸系统上,实际上,长期吸烟也是造成血压升高的凶手,因为香烟中的物质在进入机体后,可刺激体内肾上腺素、儿茶酚胺的大量分泌,继而导致血管痉挛,血压升高,且香烟中的一氧化碳,还会削弱血液携氧能力,对血管健康十分不利。

49.高血压患者能喝酒吗?

不建议喝酒。有部分患者会在夜晚喝少许酒,他们发现喝酒后不仅血压下降了,就连入睡也变得更快了,但是酒后血压下降,其实就是乙醇在体内作祟的结果,这种效果相当短暂的,当乙醇被代谢之后,血压又会开始反弹性升高,且乙醇在血管内游走时,还会损伤血管内皮,导致动脉粥样硬化发展的速度加快,是伤害血管的危险因素之一。

50. 早上吃了药,下午血压又升高,是哪里出了问题?

服用降压药,并不是简单的事情,有许多因素需要考量。之所以出现这种情况,可能是:

(1)服药时间不对。人体血压每天都处于波动状态,对大部分人来说,上午6~10点和下午4~6点会出现两次血压高峰,所以,很多医生都建议早上吃药,但是,也有很多患者的血压不遵循这个规律,建议患者做24小时动态血压监测,观察血压情况,再选择合适服药时间。

(2)用药的时间不够。与短效药物相比,长效药物最关键的特点就是药起效时间比较缓慢,很多长效降压药物需要2~4周才能达到稳定的血压浓度,也就是说,服用长效降压药物,4周之后才可以体现出真正的降压效果。

(3)用药的强度不够。药物起效需要达到一定的血药浓度,很多患者因为害怕降压药的不良反应,往往会私自减量服用,我们服用的最终目的是为了平稳降压,不合理地减少药量,药物在血液内不能维持有效的浓度,而且很快就代谢掉了,当然会出现血压的再次升高。也有的患者使用降压药早期降压还可以,随着用药时间延长,原来药量达不到降压效果,这是因为血管硬化程度逐渐加重导致的,指导增加药量或联合应用其他类降压药可以改善。

(4)用药方法不对。现在很多降压药是缓释片或控释片,这是利用一些特殊的制药工艺,使得一些短效降压药达到和长效降压药一样的治疗效果,需要知道的是,缓释片和控释片是绝对不能嚼碎服用的,一旦嚼碎服用,就失去了长效的作用,变成短效药物,就会出现血压波动。而且要注意的是,可以掰开服用的药物,在药片上会有一个明显凹槽,大概率是可以掰开服用的。

(5)降压单纯依靠药物,生活上没有给予及时调整。生活管理和药物治疗对高血压的治疗来说,缺一不可,日常生活中注意低盐低脂饮食、合理体育锻炼、戒烟限酒、避免熬夜、控制体重,同时避免长时间精神紧张、激动、焦虑、抑郁等。

51. 高血压患者能做哪些运动?

高血压患者可以选择走路、慢跑、游泳、爬山等有氧活动,不宜选择剧烈的运动项目,每次活动 30 分钟左右,活动后心率不要超过 170－年龄(岁),以运动后不出现疲劳或明显不适为宜。最好选择晚上运动,避开心脑血管病的高发时间,饭后 1 小时不宜活动,运动时不要体位变化幅度过大及用力屏气,以免发生意外。

52. 在医院测血压比在家里测得高,这是高血压吗?

不一定,具体情况具体对待,如果在医院测量血压时偏高,在家测量比医院测量血压值低但也高于正常,达到高血压诊断标准,这种情况就是高血压。若在医院测的血压值偏高,而在家中自测血压正常或 24 小时动态血压监测正常,这种情况称为白大衣高血压,白大衣高血压是患者见到医务人员因精神紧张而导致血压短暂升高,不是真正的高血压。

53. 高血压患者日常生活中应该注意什么?

如果您确诊有高血压,也不必过度担心,高血压患者只要在按时服用降压药的同时,再坚持做到以下几点,会提高降压疗效,使血压保持平稳,依然可以做到带病健康,带病长寿。

(1)起床缓慢,做到 3 个半分钟,即睁眼后躺半分钟再坐起,坐床上半分钟后双腿垂床边,半分钟后再站立,开始正常活动。

(2)早餐清淡,一杯牛奶或豆浆,一个鸡蛋加两片面包或半个馒头,加清淡小菜即可,不可过饱,也不可不吃。早饭半小时后可做适量运动。

（3）养成午睡的习惯,高血压患者吃过午饭后稍活动,然后午睡半小时左右。

（4）晚餐宜少,不能毫无顾忌地大吃大喝,导致胃肠功能负担加重,影响睡眠。

（5）养成每天排便的习惯,排便时不要太用力,必要时使用缓泻剂。

（6）按时就寝,有条件者睡前泡脚,然后按摩双足心,促进血液循环,有利于解除一天的疲乏。

54. 高血压患者服用降压药的注意事项有哪些?

高血压是我国最常见的疾病,为合理使用降压药,患者服药应注意以下几点。

（1）从小剂量开始服用,不要随意加大剂量。

（2）注意不要在睡前服用,由于睡觉时人体的血压会降低,使用降压药会引起血压过度降低,容易在睡眠时出现心绞痛、脑血栓等危急病症。

（3）坚持服药,不要私自停药或减药。

（4）忌操之过急。有些人一旦发现高血压恨不得立刻把血压降下来而自行加大药物剂量很容易发生意外。除了高血压急症外降压治疗应缓慢进行,不能操之过急,持续、平稳降压才是正确的降压原则。

（5）服用利尿剂患者要定期复查电解质水平。

55. 血压高是高血压吗?

血压高不等于高血压。在绝对安静状态下,非同一时间测量出 3 次收缩压大于 140 毫米汞柱,舒张压大于 90 毫米汞柱,则怀疑是高血压。有些患者可能会有白大衣高血压,即患者到医院后血压会升高,这些情况需进行动态血压监测进一步检查,才能确诊是否是高血压。

56. 哪些情况下容易导致血压升高?

剧烈运动、情绪紧张、应激状态下会出现生理性血压升高,一部分高血压患者突然停用降压药物或者调整降压药物时,还有病理性情况,如肾上腺占位、嗜铬细胞瘤等会出现。

57. 降压药可以用食疗代替吗?

从客观上讲,肥胖、高盐饮食、长期吸烟喝酒、低血钾都会促进血压的升高,饮食治疗确实有助于降低血压。但是,饮食习惯只是促进高血压发生的一个因素而不是所有,从这个角度来说,饮食治疗并不能够代替药物,在高血压患者初发或低危人群,可以有 1~3 个月的生活方式改变,包括饮食治疗观察期,在一些临界高血压和高血压易患因素的人群,合理饮食治疗有可能延缓或者降低高血压发生率,但是真正达到一个高血压情况时,需要通过正规药物进行血压综合管理,强调饮食和药物治疗是协同关系,而不是取代关系。

58. 诊断了高血压,能不能先不吃药?

实施降压药物是有原则的,并不是一诊断为高血压,就需要立即服用降压药,对于高血压患者,根据血压水平,合并危险因素、并发脏器损害和疾病,分为低危、中危、高危、极高危,低危、中危高血压患者,可以暂不服药,生活方式干预 1~3 个月,若血压仍高,就需要服药,高危、极高危患者,建议立即启动降压药物治疗。

59. 血压高,能否自行购买降压药?

这是不可取的,目前临床常用的降压药有五大类,分别有不同的适用人群,也有一定的禁忌人群,因此不同的高血压患者,适用的降压药物不同,一定要听从医生建议,谨慎选择降压药物。

60. 血压降得越快、越低越好吗?

研究显示,血压过高或过低都会增加死亡风险,一般情况下,建议血压不低于 120/70 毫米汞柱。血压降得过快,会使长期高血压已经适应高血压状态的人出现低灌注的情况,表现为头昏、乏力。应使血压下降得慢一些,让身体有一个逐渐适应过程,指南推荐,2~4 周使血压达标。

61. 怎样才能确诊为高血压?

正确测量血压。由于血压有波动性,且情绪激动、体力活动时会引起一时性的血压升高,因此应至少2次在非同日静息状态下测的血压升高时方可诊断高血压,而血压值应以连续测量3次的平均值计。仔细的体格检查有助于发现继发性高血压线索和靶器官损害情况。

62. 高血压患病概率与年龄有关系吗?

高血压患病的概率和年龄成正比,对于女性来说更年期之前的时间里患病的概率是低于男性的,但是更年期之后的时间里的患病概率就会高于男性了,所以对于更年期后的女性的护理更加需要注意,并且冬季的患病率是高于夏季的。

63. 高血压患者佩戴24小时动态血压记录仪的意义是什么?

24小时动态血压监测有助于判断血压升高的严重程度,了解血压昼夜节律,监测清晨血压,指导降压治疗以及评价降压药物疗效。

64. 住院期间医生让平卧位和直立位抽血查高血压五项,请问高血压五项包括哪些项目?

高血压五项:醛固酮(ALD)、肾素、血管紧张素Ⅱ(AngⅡ)、促肾上腺皮质激素(ACTH)、皮质醇,前三项又称为高血压三项。

患者准备:采血前一晚清淡饮食,20:00后避免剧烈活动,当天晨3:00~6:00卧床,6:00~8:00直立或活动,饮食无影响。

65. 什么是盐水试验?

盐水试验:正常情况下,盐水输注后,血钠及血容量增加,大量钠盐进入肾单位远曲小管,可抑制肾小球旁细胞肾素的分泌,从而抑制血管紧张素-醛固酮的分泌,使血中肾素-血管紧张素-醛固酮水平降低。原发性醛固酮增多症患者盐水输注后,醛固酮水平仍较高,未被抑制,支持原发性醛固酮增多症诊断。

66. 盐水试验的方法是什么?

受试者试验日平卧 1 小时,试验中保持平卧,6 点采血,输注生理盐水 2 000 毫升,以每小时 500 毫升匀速输注,至 10 点再次采血,试验全程应监测血压和心率。

67. 卡托普利试验临床意义是什么?

在正常人或原发性高血压患者,服卡托普利后血浆醛固酮水平被抑制到 15 毫克/分升以下,而原发性醛固酮增多症患者的血浆醛固酮则不被抑制。

68. 卡托普利试验原理是什么?

卡托普利是一种血管紧张素转换酶抑制剂,可抑制血管紧张素 I 向血管紧张素 II 转化,从而减少醛固酮的分泌,降低血压。

69. 卡托普利试验方法是什么?

卡托普利试验是指患者空腹采血并测量血压之后,口服 25 毫克的卡托普利,2 小时之后再次采血和测量血压,并测量血浆当中的醛固酮以及血管紧张素的浓度,原发性高血压患者在做此试验后醛固酮的浓度会下降到 15 毫克/分升。

70. 卡托普利试验对比盐水试验优势在哪?

与盐水滴注试验相比更简单,无导致血容量急剧增加的风险,更适用于严重高血压和心力衰竭患者。

71. 儿茶酚胺检查的意义是什么?

它被用来辅助诊断嗜铬细胞瘤和副神经节瘤,嗜铬细胞瘤的高血压患者在发作期间 80% 以上比正常者高 5 倍以上。一般认为儿茶酚胺增高较正常值 5 倍以上才具有诊断意义。

72. 抽血查皮质醇节律的意义及注意事项有哪些?

皮质醇分泌有昼夜节律变化,与肾上腺功能有密切关系,在肾上腺皮质功能亢进、肾上腺皮质增生、肾上腺肿瘤等疾病发生时,皮质醇浓度会增高。

注意事项:下午 4 点、夜间 12 点、第二天晨起 8 点共采集 3 次。

73. 原发性高血压的临床表现有哪些?

原发性高血压通常起病缓慢,早期常无症状,可偶于体格检查时发现血压升高,少数人则在发生心、脑、肾等并发症后才被发现。高血压患者可有头晕、头痛、颈项板紧、疲劳、心悸、耳鸣等症状,但并不一定与血压水平成正比,也可出现视力模糊、鼻出血等较重症状。

74. 什么是高血压急症?

高血压急症指原发性或继发性高血压患者,在某些诱因作用下,血压突然和显著升高(一般超过 180/120 毫米汞柱),同时伴有进行性心、脑、肾等重要靶器官功能不全的表现。高血压急症包括高血压脑病、颅内出血(脑出血和蛛网膜 下腔出血)、脑梗死、急性心力衰竭、急性冠状动脉综合征、主动脉夹层动脉瘤、子痫、急性肾小球肾炎等。

75. 什么是高血压亚急症?

高血压亚急症指血压显著升高但不伴靶器官损害。患者可以有血压明显升高造成的症状,如头痛、胸闷、鼻出血和烦躁不安等。

76. 高血压急症与高血压亚急症有什么区别?

高血压急症与高血压亚急症的唯一区别标准是有无新近发生的急性进行性严重靶器官损害。

77. 高血压的并发症有哪些?

①脑血管病:包括脑出血、脑血栓形成、腔隙性脑梗死和短暂性脑缺血

发作;②心力衰竭和冠心病;③慢性肾衰竭;④主动脉夹层。

78. 高血压最爱什么?

(1)爱脂肪:当高血压遇上高脂肪,发生动脉硬化的概率会增加30%!摄入的脂肪过多会加重心脏和血管的负担,降低血管弹性,增加心脏泵血的压力,导致血压升高!这也是肥胖人群更容易得高血压的原因。

(2)爱咸盐:盐是高血压的最爱之一,因为盐的摄入量与血压成正比,摄入的盐越多,血压就会越高。盐中的钠离子进入血液中,会吸收水分滞留在血管中,增加血容量,并且破坏红细胞,影响血管构造和血液循环。

(3)爱久坐:久坐就等于缺乏运动,代谢缓慢!长期不运动或连续久坐6小时以上,会降低脂肪代谢和血液循环造成脂肪堆积、增加心脏血管负担,并且还会影响血液循环,导致没有良好血液循环系统帮你"清理"血管。

(4)爱暴脾气:高血压的眼光很特别,专门喜欢暴脾气!越是情绪激动它就越"高兴",当你压力大、烦躁、大喜大悲等情绪激动时,交感神经过度兴奋会刺激血管导致血压升高,很多本身血压很高的人,如果一激动,就容易发生中风。

(5)爱烟酒:高血压为什么那么喜欢烟酒?因为一支烟里含有2 000多种有害物质,会破坏血管、刺激交感神经,引起血压升高甚至致癌;而酒精进入血液中,也会刺激交感神经,并且会分解出有毒性的乙醛,造成器官功能退化。

79. 可帮助恢复身体免疫力、降血压的食物有哪些?

(1)蘑菇:香菇中的维生素 D 含量比较高;金针菇富含人体所需要的8 种氨基酸,尤其富含谷物中稀缺的赖氨酸;平菇中含有人体胆汁酸中的重要组成成分牛磺酸,对于消化脂类物质和溶解胆固醇有一定的作用。

蘑菇还含有特殊的"保健"成分——蘑菇多糖,具有较强的抗癌防癌作用,可以抑制肿瘤细胞的生长。临床上可用来提升癌症患者的免疫力,发挥抗癌的功效。

(2)胡萝卜:胡萝卜含有一种糖化酶素,能分解食物中的亚硝胺和木质素,使体内的巨噬细胞吞噬癌细胞的活力提高2~4倍,增加机体免疫力。生食胡萝卜可以帮助降血脂和胆固醇,并可降低冠心病、动脉硬化等疾病的发病风险。

(3)蜂蜜:蜂蜜具有极好的抗菌、消炎、防腐作用。长期服用蜂蜜具有极好的抗菌、消炎、防腐作用。长期服用,能提高免疫力,预防细菌病毒感染。

(4)娃娃菜:据测定,每百克娃娃菜中约含有287毫克的钾,而同样重量的白菜仅含钾130毫克。钾是维持神经肌肉应激性和正常功能的重要元素,经常有倦怠感的人多吃点娃娃菜会有不错的辅助调节作用。常见的"上汤娃娃菜"就是很好的做法,可加些金针菇,用鸡汤来做高汤,对提高免疫力也有好处。

(5)板栗:中医认为,板栗有补肾健脾、益胃平肝等功效。被称为"肾之果"。板栗中所含丰富的不饱和脂肪酸和维生素,可降低心血管疾病、冠心病、女性结肠癌等疾病的发病风险。含有蛋白质,钙、磷、铁、钾等矿物质,以及维生素 C、维生素 B_1、维生素 B_2 等,有强身健体的作用。

80.高血压患者膳食钠盐的摄入量是多少? 低盐膳食处方的具体措施有哪些?

高血压患者膳食钠盐的摄入量应该控制在 5 克/日之内(一个啤酒瓶盖的量)。

具体措施如下:①改变烹饪方法,减少食盐用量。利用酸、甜、辣、麻等其他佐料调味;烹饪时后放食盐。②少用含盐量高的佐料。如酱油、黄辣酱、豆瓣酱、咸菜等。③尽量少吃或不吃含盐多的食品。如腊肉、咸鱼和罐头等传统腌制品。④在加用食盐时,最好用盐勺计量一下做到心中有数。⑤食用包装食品时,要注意食品标签,了解含盐量。⑥在外就餐时,告诉服务员尽量少盐。⑦多吃新鲜蔬菜。

81.高血压的饮食限制有哪些?

(1)盐:过度摄入盐和钠是高血压和心脏病的原因之一。高血压或高血压前期患者的钠日摄入量应限制在 1 500 毫克左右。一些最咸的包装食品来源包括熟食肉、蔬菜汁、罐装或瓶装番茄制品。

（2）熟肉制品：加工的熟食和午餐肉是真正的"钠弹"。这些肉经常有大量调味品，并且是用盐保存的。

（3）酱菜：保存任何食物都需要盐。盐会阻止食物的腐烂，并使其可食用时间更长。一根腌萝卜可高达300毫克的钠。

（4）番茄酱：罐装番茄酱、意大利面沙司和番茄汁都是高钠的罪魁祸首。

（5）糖：美国心脏协会建议，女性每天将糖的摄入量限制在6茶匙（或24克），男性每天摄入限制9茶匙（或36克）。

（6）红肉类：红肉类的饱和脂肪含量很高。摄入过多的饱和脂肪会增加低密度脂蛋白或胆固醇。可能会使高血压恶化，并最终导致冠心病的发生、发展。

（7）咖啡：咖啡实际上可以导致暂时的血压升高。事实上，任何含咖啡因的饮料都会导致血压升高，包括苏打水和含咖啡因的茶。

（8）酒：少量或中等程度的酒精会降低血压，但是喝太多的酒精会增加血压。一次喝3杯以上的酒会导致血压暂时性升高。反复饮酒会导致长期的血压问题。酒精还可以使服用的任何降压药物失效。

82. 高血压的限酒处方有哪些？

中度以上饮酒量与血压水平呈显著正相关，饮酒可抵抗药物的降压作用。目前认为喝酒所致的高血压是可逆的，只需戒酒或减少饮酒量就可使血压降低或恢复正常。①认识饮酒的危害。②树立一定要戒酒的观念。③如饮酒，建议少量。男性，葡萄酒小于100毫升（相当于2两），或啤酒小于250毫升（半斤），或白酒小于50毫升（1两）；女性减半，孕妇不饮酒。④不饮高度烈性酒。⑤酒瘾严重者，可借助药物戒酒。

83. 高血压的运动处方是什么？

运动是预防心血管病的重要手段，包括血压在内，因而高血压患者不仅可以运动，而且要坚持运动。高血压患者适宜进行有氧运动。有氧运动是指中低强度、有节奏、可持续时间较长的运动形式，比高强度运动在降血压方面更有效、更安全。常见的有氧运动形式有快走、慢跑、骑自行车、跳秧歌舞、做广播体操、跳有氧健身操、登山、爬楼梯等。

运动的目标要从运动的时间、运动的频度和运动的强度来考量。

（1）运动强度中等表现为以下几点。①主观感觉：运动中心跳加快、微微出汗、自我感觉有点累。②客观表现：运动中呼吸频率加快、微喘，可以与人交谈，但不能唱歌。③步行速度：每分钟 120 步左右。④运动中的心率（次/分）= 170−年龄。⑤休息后约 10 分钟内，锻炼引起的呼吸快能明显缓解，心率也恢复到正常。

（2）运动持续时间：高血压患者每周至少进行 5~7 次运动，最好坚持每天运动。高血压患者一天的运动时长累计应在 30 分钟左右。

84. 高血压的戒烟处方是什么?

高血压患者吸烟会大幅增加心血管病风险。戒烟益处大，任何年龄戒烟均能获益。具体措施为：

（1）丢弃所有的烟草、烟灰缸、打火机、火柴，避免一见到这些就条件反射地想要吸烟。

（2）避免参与往常习惯吸烟的场所或活动。

（3）烟瘾来时做深呼吸，咀嚼无糖口香糖。尽量不用零食代替，以免血糖升高，身体过胖。

（4）必要时在医生指导下可以选用有助于戒烟的药物，如尼古丁贴片或安非他酮。

85. 高血压的心理平衡处方是什么?

精神心理与睡眠状态显著影响血压，缓解心理压力和调整睡眠是高血压和心血管病防治的重要方面。具体措施为：

（1）正视现实生活，正确对待自己和别人，大度为怀；处理好家庭和同事间的关系。避免负性情绪，保持乐观和积极向上的态度。

（2）寻找适合自己的心理调适方式，旅行、运动、找朋友倾诉、养宠物都是排解压力的方法。

（3）心理咨询是减轻精神压力的科学方法，必要时进行心理咨询。

86. 高血压的治疗误区有哪些?

防控高血压是个人问题；高血压诊断概念不清；凭感觉用药，根据症状估计血压情况；不愿意过早服药；降压治疗，血压正常了就停药；单纯依靠药物，忽视生活方式的改善；只服药、不看效果；自行购药服用；靠输液治疗高血压；血压降得越快、越低越好；过分关注血压数值，精神紧张；自己在家中测量的血压不准确。

87. 什么是"握毛巾法"辅助降血压?

除了改变生活方式外，日本大学医学部综合健诊中心教授久代登志男推荐"握毛巾法"来降血压。这种方法由加拿大医生提出，被美国心脏协会作为改善血压的辅助治疗手段。按标准来说，应使用握力器，以最大握力的30%握2分钟，再休息1分钟，左右手各重复2次。但如果家中没有握力器，久代推荐使用毛也能达到同样的效果。具体做法为：将一块毛巾对折成正方形，从一边卷起成卷，粗细度为用一只手握住时，大拇指不会碰到其他四指。同样用30%的力量攥住2分钟后，休息1分钟，左右手各重复2次，每周坚持做3次以上（攥紧毛巾时，手臂肌肉用力，压迫血管，血流变缓、流量变小；放松后，血管释放一氧化氮，可舒张、疏通血管并维持其弹性）。

88. 自测血糖、血压的益处有哪些?

自测血糖、血压可以更好地调整饮食、运动，了解药物疗法的效果从而实现血糖、血压达标。

89. 在家中如何正确地自我测量血压?

（1）建议选择电子血压计。

（2）应该在安静状态下进行。如果是尿急、吸烟、受寒、喝咖啡后、激烈活动后，都不能马上测血压，应休息5～10分钟，调整情绪，放松心情后再测量。

（3）每天早餐前、睡觉前各一次。

90. 血压控制达标后，能停药吗？

停药须遵医嘱，患者不可自行停药。血压在达标后，可以遵医嘱调整药物，但不可突然停药，否则血压极容易出现大幅波动，会对血管和心脏造成损伤，血压骤升易引发脑出血等危险。

（三）心律失常

1. 正常的心律是怎样的？

正常心脏的电冲动起源于窦房结，成年人以 60～100 次/分的频率有规律地发出冲动，冲动在一定时间内沿着正常的传导系统顺序激动心房肌和心室肌，使心脏有节律地收缩和舒张。

2. 什么是心脏传导系统？

心脏是血液在人体血管内流动循环的动力器官，血液主要靠心脏有节律地收缩和舒张，来保证血流量能够被输送到心脏乃至全身各处完成机体的供血，而心脏这一正常的跳动主要由特殊系统控制，即由特殊心肌纤维构成的传导系统控制完成，传导系统生成自发冲动，冲动经过特殊途径传导向心脏，使心房肌和心室肌按一定节律收缩。可以通俗地说心脏工作需要有"电路系统"供电，就是我们称为的"传导系统"。

3. 心脏传导系统的电流是按什么顺序传导的？

这个电路的总司令部是窦房结，一个长在右心房附近的结构，它负责向心脏各处发电，发布最高的指令，产生的电流通过房室结、希氏束、左右束支等结构传遍心脏各处，为心脏提供源源不断的动力。

4. 什么是心律失常？

心律失常指由于各种原因导致心脏冲动起源部位、节律、频率以及冲动传导速度与激动顺序等任何异常。即当传导系统某一环节出现异常引起整个心脏节律运动失调异常，就是我们所说的心律失常。心律失常，简单来说，就是心脏"电路系统"出现问题了。家里电路"跳闸"了，就不会供电了，心脏的"电路"也一样，也会出现问题。

5. 怎样诊断心律失常？

医生通过做心电图诊断心律失常，最准确的是做 24 小时动态心电图。而我们平时在家里，可以自测脉率，用右手的 2、3、4 指端，轻轻地按在左侧桡动脉上，计数 1 分钟，正常值是 60～100 次/分。还要感觉一下脉搏的节律是否整齐。这只是一个大概的方法，如果判断不清，并伴随有胸闷等不适症状，要及时就医，不能延误病情。

6. 心律失常有哪些种类？

心律失常可以根据部位分为窦性、房性、室性及交界性，也可根据心率快慢分为快速性（心动过速）与缓慢性（心动过缓）。就像中间传导系统的电路短路了、线路连接错误了、莫名多出一条电线等，由此出现具体疾病，如房颤、房室传导阻滞、室上性心动过速等。

7. 心律失常有哪些症状？

不同的心律失常症状表现各异，一般快速性心律失常会以心悸为主要表现，少部分会出现晕厥或猝死；也可以表现为胸闷、气短。缓慢性心律失常可表现为黑矇、晕厥，或是乏力、气短。有些心律失常患者也可无明显症状。

8. 心律失常的危害大吗？

心律失常可以引起心悸、胸闷、乏力等，过快或过慢的心跳均会造成脑部供血不足，导致头晕目眩，甚至失去知觉。严重的心律失常如心室颤动时，由于心脏完全不能泵出血液而引起心搏骤停，不及时抢救威胁生命。

9.心律失常好发于哪类人群?

中老年人、高血压患者、糖尿病患者,还有精神压力大、长期熬夜的人群。

10.心律失常的诱因有哪些?

精神紧张、大量吸烟、过度饮酒、喝浓茶或咖啡、过度疲劳、严重失眠等常为心律失常的诱发因素,也常发生在麻醉时、手术中或手术后。

11.影响心律失常的病理因素有哪些?

(1)器质性心脏疾病:如冠心病、高血压性心脏病、肺心病等患者心脏功能已受严重病变侵害,再受其他条件刺激,更易出现心律失常。

(2)全身性或者其他系统疾病:身体疾病对患者心肌、心脏的起搏及传导系统造成长期干扰,如神经系统疾病、甲状腺功能亢进症以及部分手术等也会使患者心律受影响。

(3)自主神经功能紊乱:主要是因机体心脏中神经内分泌系统紊乱时,容易造成患者心脏平衡失调,进而导致传导系统的异变,诱发心律失常。此外,患者在疾病治疗中服用的一些药物也会对心脏功能造成影响,比如多巴胺、肾上腺素等药物在使用中都需留意诱发心律失常问题的风险。

12.影响心律失常的生理因素有哪些?

(1)生活及工作中压力过大、经常熬夜、睡眠不足、过度吸烟和酗酒、吸食毒品或非处方药物等不良生活习惯都会增加机体心脏负担,可能导致心律失常。

(2)外界突发强烈刺激,比如遭受突然性寒冷、惊吓、神经刺激等可造成血管剧烈收缩、血压升高,造成心律失常,特别是一些老年人,强烈刺激容易导致心脏传导障碍等问题。

(3)剧烈运动或情绪变化强烈,也会导致血压升高、胸闷气短或是胸部疼痛等情况发生,造成心律失常。

13. 快速心律失常的表现有哪些?

快速心律失常是指心跳>100 次/分,可分为期前收缩、心动过速及颤动三大类,也可根据发生部位的不同分为房性和室性两类。主要表现为心跳加快,患者通常会出现心悸、胸闷、脉搏不整齐等不适感觉,严重者可能发生晕厥甚至猝死。

14. 对于女性哪几个特殊期要预防心律失常?

对于女性这 4 个特殊期要预防心律失常。①月经周期:月经周期第 7 天,雌激素水平最高,心律失常发作次数最少;第 28 天黄体期,心动过速发作次数最多、持续时间最长。高雌激素水平时,电生理检查不易诱发室上性心动过速。②妊娠期:心律失常的发生率呈上升趋势,这可能与妊娠期血流动力学变化有关,所以孕前心脏相关检查及心律失常的诊治很有必要。③产后:这一时期雌激素与孕激素的水平较高,心脏对儿茶酚胺的敏感性也增加,加之产妇劳累、焦虑,心律失常事件显著增加。④绝经期:最易发生的心律失常是心房颤动。

15. 心律失常是心脏病吗?

不一定。原因是:①心律失常可见于健康者或自主神经功能失调者,在吸烟、饮酒、体力活动及情绪紧张下均可诱发,这并不意味着心脏病变。这样的患者只需要去除诱因,不一定需要治疗。②心律失常更多见于各种器质性心脏病,其中以冠心病、心肌病、心肌炎多见,多生于心肌缺血、缺氧、感染等引起心脏传导系统发生病变引起。因此说心律失常不一定是心脏病,而心脏病有可能导致心律失常。

16. 诊断心律失常,临床上常用哪些检查?

临床上常用的检查包括心电图、动态心电图记录、运动心电图试验、经食管心电图、心脏电生理检查。

17. 心电图对于诊断心律失常的意义是什么?

这是最常用的无创性检查技术,可以记录短时间内的心电图变化,有助于缩小确定多种特定心律失常的范围。

18. 动态心电图记录对于诊断心律失常的意义是什么?

动态心电图记录可以通过将小型便携的记录仪佩戴在受检者身上,长时间连续记录其日常活动和安静状态下心电图变化,再通过主机回放、分析、综合评价受检者的心电变化情况。

19. 运动心电图试验对于诊断心律失常的意义是什么?

运动心电图试验是指通过踏车或药物模拟人的运动状况,观察运动中的心脏电变化。用于确定运动是否会引起或加重心律失常症状。

20. 经食管心电图对于诊断心律失常的意义是什么?

经鼻腔或口腔插入食管电极导管,因电极毗邻心房,能准确记录心房电位,该检查主要用于测定心脏窦房结传导功能及房室传导功能,明确心律失常发生的机制及诊断,以指导进一步的治疗。

21. 心腔内心电生理检查对于诊断心律失常的意义是什么?

心腔内心电生理检查指将多根电极导管插入心腔,记录心脏内部的电活动,该检查有助于精准确定心律失常发生的位置及类型,以及心律失常对特定治疗的反应。如房室折返性心动过速、房室结折返性心动过速等,需要进一步进行电生理检查,才能明确具体的发病机制和类型。

22. 诊断心律失常的"金标准"是什么?

诊断心律失常的"金标准"是心脏电生理检查。

23. 什么是心脏电生理检查?

心脏电生理检查是以整体心脏或心的一部分为对象,记录经食管心电图、心内心电图、标测心电图和发放特定的电脉冲刺激,达到诊断和研究心律失常的一种方法。对于窦房结、房室结功能评价,预激综合征旁路定位、室上性心动过速和室性心动过速的机制研究,以及筛选抗心律失常药物和拟定最佳治疗方案,均有实际重要意义。常采用的心脏电生理检查方法分为无创性和有创性两种。

24. 什么是无创性心脏电生理检查?

这种检查主要是指经食管心脏调搏术,它包括经食管心房调搏(through esophagus atrial pacing,TEAP)和经食管心室调搏(through esophagus ventricle pacing,TEVP)。经食管心房调搏是利用食管与左心房紧密相邻的解剖学特点,应用程序刺激的方法,在食管内间接起搏心脏,达到检查、治疗和研究心律失常的目的。

25. 临床上无创性心脏电生理检查应用现状怎样?

无创性心脏电生理检查应用还挺多的,由于食管电极导管放置于左心房后壁的食管内,其记录的心电图相当于左心房外膜电图,与冠状电图有异曲同工之妙。多年来的临床应用结果表明:经食管行无创性心脏电生理检查是一种对人体无伤的常用方法。其操作方法简便,检查结果可靠,无须昂贵的费用,既能检查出快速性心律失常并对其发生机制诊断,又可找到缓慢性心律失常的原因,为正确诊断和选择治疗方案提供科学依据。该项检查技术早已深入各基层医院并得到普及,其应用范围正在不断拓展。

26. 什么是有创性心脏电生理检查?

有创性心脏电生理检查是将心脏导管送入心腔进行的电生理检查,是一种创伤性检查。它是体表心电图的延伸,再加上心内记录导联、程序电刺激、消融术和诊断治疗器的植入等技术。心脏电生理检查技术和基本原理是心脏介入电生理学的基础。

27. 有创性心脏电生理检查具体是怎样进行的?

此项检查是在 X 射线的引导下,将几根多电极导管经静脉和(或)动脉插入心脏,放置在心腔的不同部位辅以 8～12 通道以上多导联生理仪同步记录各部位电活动,包括右心房、右心室、希氏束、冠状窦(反映左心房、室电活动)等。与此同时应用程序或非程序刺激起搏心房或心室,测定心脏不同部位的电生理功能,对快速及缓慢性心律失常进行机制的判定,确定不同的治疗措施并对疗效做出预测与评价。目前心内电生理检查常与射频消融术等介入治疗合二为一,是介入治疗前必须进行的基本检查。

28. 无创性心脏电生理检查与心内电生理检查有什么优点?

无创性心脏电生理检查具有操作方法简便、检查结果相对可靠、无须昂贵费用的优势,对没有大型设备的基层医院而言无疑是心律失常诊治的福音。此外,无创性心脏电生理检查在大型医院可作为心脏电生理检查的初筛手段,极大地缩短了心内电生理检查和治疗的时间。心内电生理检查如食管导联心电图弥补了体表心电图及衍生的无创检查方法无法记录左心房电活动的空白,可对左房室间期做出准确判断,对植入双腔起搏器伴有房室传导阻滞患者的个体化治疗提供可靠依据。

29. 无创性心脏电生理检查与心内电生理检查相比有什么缺点?

无创性心脏电生理检查与心内电生理检查相比存在很多先天不足,如经食管心电图尽管与冠状窦性心律心电图类似,但是其无法记录到希氏束电位,使其在判断房室传导阻滞时不能确定阻滞部位;此外,存在预激并发房室折返性心动过速、房性心动过速、室性心动过速等快速性心律失常时,不能对旁路异位激动点进行准确定位,而且对其发生机制的诊断与心内电生理检查更不能相提并论。

30. 治疗心律失常的方法有哪些?

除病因治疗外,可以把心律失常分为两种治疗方法。

(1)药物治疗,如胺碘酮、利多卡因、普罗帕酮等。

(2)非药物治疗。①消除引起心律失常的各种因素,应避免吸烟、饮酒、喝浓茶和咖啡。如果心律失常是由药物引起的,应停止用药。②介入治疗。

射频消融术用于治疗快速性心律失常,如特定部位的期前收缩、具有特殊折返机制的室上性心动过速、心房扑动和心房纤颤。起搏器用于治疗缓慢性心律失常。

31. 心律失常吃什么中药好?

如果目前为房性期前收缩(房早),建议可以口服稳心颗粒。如果是以室性期前收缩(室早)为主,建议口服参松养心胶囊或稳心颗粒。如果是病态窦房结综合征或是房室传导阻滞,建议口服心宝丸或是宁心宝来提高心率。

32. 心律失常频繁发作,伴有头晕、晕厥或曾有跌倒病史者应该怎么做?

应卧床休息,协助生活护理。避免单独外出,防止意外。

33. 心悸是怎么回事?

心悸是一种自觉心脏跳动的不适感。常见的原因有:①心律失常,如心动过速、心动过缓、期前收缩、心房扑动或颤动;②各种器质性心血管病(如二尖瓣、主动脉瓣关闭不全)及全身性疾病(如甲亢、贫血);③生理性因素,如健康人剧烈运动、精神紧张、过量吸烟和饮酒、饮浓茶或咖啡;④应用某些药物的影响,如肾上腺素、阿托品、氨茶碱等可引起心率加快、心肌收缩力加强而致心悸。

34. 心悸是一种什么感觉?

心悸是指自觉心脏跳动的不适感或心慌感。它是一种主观感受,是心血管病最常见的症状,其发生和程度除了与病因的进展和发作有关外,还与自身的注意力及某些医源性因素有关。主观上会有心跳沉重、心脏要跳出嗓子、心脏停搏、心脏乱跳、自觉心脏跳动等感觉。

35. 心悸是心跳加速吗?

心悸是对心跳不适的主观感受。心悸时心率可快可慢,当心率加快时感心脏跳动不适,而心率缓慢时则感心脏搏动有力。心悸也可有心律不齐、心搏增强等,部分患者心率和心律亦可正常。心悸只是一种主观症状,可见于病理状态,也可见于生理状态。

36. 心悸就是心脏出问题了吗? 正常人会有心悸吗?

多数情况下心悸的发生与心脏病有关,如心律失常、冠心病、高血压、瓣膜性心脏病、心肌病、肺源性心肌病、某些先天性心脏病等。但某些情况下并不是心脏病的原因,如甲状腺功能亢进、贫血、发热、低血糖症、嗜铬细胞瘤等。正常人也会有心悸的发生,我们称之为生理性心悸。见于健康人在剧烈运动或精神过度紧张时,饮酒、喝浓茶或咖啡后。也可见于应用某些药物后,如肾上腺素、麻黄碱、咖啡因、阿托品、甲状腺素片、氨茶碱、利尿剂、钙离子拮抗剂(如硝苯地平)等。尽管大多数时候,心悸只是短暂现象,但也是一种隐患,应该警惕。

37. 心悸按有无器质性病变分为哪两种?

分为器质性心悸和功能性心悸。

38. 心悸常见的护理措施有哪些?

(1)去除生理性诱因:如限制烟酒、吸烟;调整工作和环境;避免刺激性谈话,适当读书、看报以分散注意力。

(2)休息与运动:病情稳定时适当运动。如有严重心律失常时应卧床休息,病情好转后再逐渐起床活动。若是心功能Ⅳ级的患者,应绝对卧床休息。

(3)体位与姿势:心悸明显的患者应避免左侧卧位,因左侧卧位可使症状加重,器质性心脏病伴心功能不全时,为减少回心血量,减轻心悸,应取半卧位。

(4)衣服应宽松:衣服的紧束,可增强心脏搏动的感受和引起呼吸困难。

(5)饮食:如果是器质性心脏病引起的心悸,应摄入合理的营养,控制钠盐,少量多餐,以减轻水肿和心脏前负荷,多吃水果、蔬菜、维生素,以利心肌代谢,防止低钾,避免饱餐,因饱餐可诱发心律失常,加重心悸。

(6)吸氧:可行面罩和鼻导管吸氧,因吸氧可提高血氧浓度,对治疗心律失常有效。对器质性心脏病引起的心悸,如伴有气急、不能平卧、发绀等症状者也应吸氧。

39. 什么是射频消融术?

射频消融是通过股动脉、股静脉、颈内静脉、锁骨下静脉的途径,把电极导管插入心脏,用电生理标测技术找到心脏内异常电传导通道或异位搏动点,利用大头导管顶端的电极在心肌组织内产生阻力性电热效应,使心肌细胞干燥、坏死,达到治疗快速性心律失常的目的。简单地讲,心脏射频消融治疗就是用心脏射频技术,形成像"电烙铁"一样的作用,把心脏传导系统多出来的电路、异常兴奋的地方消灭掉。

40. 射频消融术术前注意事项有哪些?

皮肤清洁、两侧腹股沟处和会阴部备皮是预防切口感染的关键。射频消融术需要手术前禁食6~8小时,手术前3~5天停用抗心律失常药。要保持良好的心态,手术前一晚要保证充足的睡眠,可以在相应穴位曲行耳穴压豆治疗或者服用安眠药。术前在左侧前臂给予静脉留置针置入,保证良好的静脉通路。

41. 射频消融术术后饮食起居注意事项有哪些?

股静脉或股动脉穿刺部位用弹力绷带加压包扎,沙袋压迫止血6~8小时,术侧肢体制动12小时,平卧24小时。术后要适当增加饮水量,促进造影剂的排泄。卧床期间给予易消化饮食,不要食用牛奶、红薯、豆制品等易胀气的食物。如果有排尿困难,应及时通知护士,给予协助排尿,实在不行,给予留置导尿管导尿,24小时之后拔出导尿管。术后在床上做足背伸屈运动,无禁忌证者按摩下肢,防止下肢静脉血栓的形成。注意穿刺处是否有渗血、皮下血肿。手术后,在恢复期需要定期复查心电图。术后不能剧烈运动,可以适量地进行有氧运动,例如慢走、散步、打太极拳等。不要过度劳累和熬夜,保证充足的休息和睡眠。

42. 射频消融术术后还要继续口服抗凝药物吗?

一般心脏射频消融术术后,需要口服 1 个月的抗凝药,主要是预防血栓栓塞性疾病的发生。

43. 心脏疾病射频消融术后的复发率是多少?

室上性心动过速的复发率为 1%～2%,房颤的复发率为10%～20%。

44. 射频消融术后又出现原先心律失常的症状,正常吗?

通过射频消融术治疗心律失常,个别患者确实有可能在短时间内出现这种症状,评估治疗失败与否的时间是在治疗后 3～6 个月。对于这种情况,患者可在术后 3 个月以后复查,如果仍然存在这种现象,多考虑是由于手术失败或者是术后复发。日常生活中注意避免剧烈运动和重体力劳动,避免饮用咖啡,不要吸烟、饮酒,注意心态平衡。

45. 心律失常的紧急处理措施有哪些?

常用的紧急处理措施是临时起搏、电复律、食管调搏术。

46. 室上性心动过速遗传吗?

目前认为,室上性心动过速没有遗传性。

47. 什么是室颤?

室颤是心脏毫无规律地无效收缩,表现为突然晕厥、心搏骤停、查无脉搏。

48. 发生室颤应如何治疗?

治疗室颤唯一的方法就是立即终止室颤。进行体外电击除颤恢复窦性心律,并进行心脏按压,心肺复苏。室颤反复发作的患者,可选择植入型心律转复除颤器治疗。

49. 什么是同步电除颤?

同步电除颤是采用 R 波启动同步放电,电脉冲发放落在 R 波降支(心室绝对不应期),避免电脉冲落在 T 波峰值前 30 毫秒的心室易损期而易导致室颤。用于室颤以外异位快速心律失常。

50. 什么是非同步电除颤?

心室颤动很少能自发转复为窦性心律,一旦发现应立即选择最大的电能量进行非同步电除颤。非同步电除颤就是可以在心动周期的任何时间放电,电脉冲的发放和 R 波无关。例如,室颤时心室肌激动呈极不规则,因此必须使用非同步电除颤转复。

51. 除颤器的使用步骤有哪些?

首先准确识别心电图,涂抹导电糊于电极板上,选择最大能量,充电,确认大家都离开床旁,放电。

52. 选择除颤能量时应注意什么?

室颤持续时间越长,终止越困难,最新的指南建议成人首次就选择最大能量进行除颤(双向电流 200 焦耳),尽量 1 次电击成功。如果连续 3 次除颤不成功,可应用肾上腺素 1 毫克再行除颤。有研究证实肾上腺素能使颤动波形更明显和粗大,对除颤更敏感。

53. 什么是心脏电风暴?

心脏电风暴是最严重的室性心律失常。通常指短时间内(24 小时)由于心脏电活动不稳定而发生 3 次以上快速室性心律失常或室颤,并需要紧急治疗的症候群,多数患者有器质性病变和心脏结构改变。

54. 食管调搏的适应证是什么?

用于鉴别窄的 QRS 波心动过速,通过食管调搏分析 P 波和 QRS 波之间的关系,鉴别是哪一种心动过速,并终止阵发性室上性心动过速。

55. 中国房颤日是什么时间?

每年的6月6日。

56. 心房纤颤是什么?

心房纤颤是最常见的心律失常,使心跳变得没有规律或不齐,房颤可以是一过性的,也可以持续很长一段时间,不规律的心跳让血液在心脏里盘旋积聚,易形成血栓。

57. 房颤的症状及治疗有哪些?

心悸、头晕、胸闷、乏力为房颤患者的常见症状,部分患者还会出现黑朦、晕厥、多尿等症状,有器质性心脏病的患者心室率快时可诱发心绞痛或心力衰竭。房颤的治疗主要包括药物治疗和非药物治疗两方面。药物治疗不可以根治房颤,药物治疗的主要目的是恢复窦性心律,控制快速心室率,防止血栓形成,预防脑卒中。手术治疗可以根治房颤,但是有一定的复发率,主要包括射频消融术和外科迷宫手术。

58. 美国心律协会总结出六大房颤信号有哪些?

①胸口怦怦跳,仿佛雷声滚滚、鼓声敲击或鱼儿扑通跳水等;②脉搏强弱不等,有时感觉漏跳一拍;③用力时感觉气短;④易疲劳,运动量降低;⑤出现胸闷(胸痛);⑥发生昏厥或头晕的症状。

59. 房颤的原因是什么?

高血压、瓣膜病、甲状腺功能亢进、外科手术、冠心病、年龄增大、大量饮酒、劳累、情绪激动、长期精神紧张、缺氧、药物影响。

60. 房颤怎样分型?

2010年欧洲心脏病学会公布新的房颤指南中将房颤分为5型:首次诊

断的房颤、阵发性房颤、持续性房颤、长时间持续性房颤、永久性房颤。

61. 心房纤颤患者饮食注意哪些?

戒烟、戒酒。合理饮食:低热量、低脂肪、低胆固醇。多食富含维生素 C 的食物,如水果、新鲜蔬菜、植物油。少吃含饱和脂肪酸和胆固醇高的食物,如肥肉、蛋黄、动物油、动物内脏等。饮食要高钾低钠。饮食有规律,不可过饥或过饱。适当摄入纤维素食物(包括谷类、淀粉类)以保持大便通畅。房颤患者平时要避免劳累和负重,不能喝浓茶和咖啡、不能吃辣椒等食物,平时可以多吃新鲜蔬菜和水果,比如卷心菜、西红柿、柑橘、苹果、香蕉、黄瓜、猕猴桃等,还可以吃少量的瘦肉、鸡肉等。

62. 房颤引起的中风能预防吗?

可以,抗凝治疗是预防房颤患者血栓栓塞的有效措施。

63. 房颤有危险吗?

房颤发生后由于心房失去了有效的收缩和舒张,导致泵功能下降或丧失,房室结对心房的递减传导使心室率极不规则,因此有较高的致死率和致残率。长期持续性房颤如果不及时用药或治疗,往往会在左心耳处形成血栓,栓子脱落会导致脑梗死等严重并发症,轻则致残,重则致死。

64. 房颤能根治吗?

任何一种治疗方法都不是绝对的,如房颤,想得到很好治疗,除了积极用药、射频消融,还要积极治疗原发病,控制高血压,纠正贫血和肾功能,控制血糖等。

65. 房颤的治疗原则是什么?

(1)恢复窦性心律:只有恢复窦性心律(正常心律),才能达到完全治疗房颤的目的,所以对于任何房颤患者均应该尝试恢复窦性心律的治疗方法。

(2)控制快速心室率:对于不能恢复窦性心律的房颤患者,可以应用药物减慢较快的心室率。

（3）防止血栓形成和脑卒中：房颤时如果不能恢复窦性心律,可以应用抗凝药物预防血栓形成和脑卒中的发生。

对于某些疾病如甲亢、急性酒精中毒、药物所致的房颤,在去除病因之后,房颤可能会自行消失。

66.房颤药物治疗的目的是什么?

其治疗目的主要是预防血栓栓塞、控制心室率、使房颤转复恢复窦性心律、预防房颤。

67.有关房颤的治疗药物有哪些?

房颤的治疗药物有以下几种:①调节心室率的药物,如美托洛尔、胺碘酮;②抗凝药物,如华法林;③他汀类的药物,如瑞舒伐他汀;④抗血小板凝集的药物,如阿司匹林。常用的新型口服抗凝药包括达比加群酯、利伐沙班、阿哌沙班等。患者应在医师指导下选取合适抗凝药物,一般而言,新型口服抗凝药物疗效稳定,不用反复复查凝血指标,同时颅内出血等大出血事件风险较低,为多数房颤患者的优选方案。

68.发生房颤可以电击治疗吗?

一般来说,新发房颤和短暂持续性房颤可以住院行同步电复律,并配合胺碘酮等药物治疗,多数效果令人满意。

69.房颤射频消融术怎么做?

房颤射频消融术是从大腿根部股静脉进行穿刺,导丝和鞘管进入心脏,然后通过穿刺房间隔到左心房,当哪一边有冲动或者出现异常的电流时,就可以通过射频消融术来消除。而射频消融术虽然能治疗部分阵发性房颤,但是对于持续性房颤效果比较差,很多患者复发率非常高。

70.导管消融治疗房颤效果怎么样?

毋庸置疑,导管消融是治疗房颤最重要的手段。据研究显示,24 个国家

521 个中心的房颤患者采用导管消融成功率较高,阵发性房颤和持续性房颤的治愈率可达到83.2%。

71. 什么是起搏器?

起搏器是一种植入体内,具有心脏起搏功能的电子治疗仪器,它通过脉冲发生器发放由电池提供能量的电脉冲,刺激电极所接触的心肌,代替心脏起搏,放入心房、心室的电极能够感知到心脏搏动,在心跳缓慢不足以维持生命的情况下辅助心脏完成起搏功能,有效避免心跳过缓导致的脑缺血、缺氧、晕厥或死亡。起搏器包括永久起搏器和临时起搏器。

72. 永久起搏器由什么组成? 是如何工作的?

永久起搏器由脉冲发生器(通常所说的起搏器)和电极导线组成,起搏器通过起搏导线获得心电信号,同时将起搏脉冲传递到心脏。

73. 起搏导线由哪些部分组成?

起搏导线是一根连接心脏和脉冲发生器的绝缘电导体,包括电极端、导线体部和尾端的连接头,电极是起搏导线中最关键的部分,它用来探测心电信号,把电刺激送入心脏。

74. 永久起搏器电极用什么材料?

电极导线使用的材料是不容易腐蚀或降解的纯铂及其合金,已经广泛使用,导线的外部材料是硅胶,柔性和长期生物稳定性较好,已经有 40 多年的使用历史。

75. 起搏电极是怎样固定在体内的?

固定分"主动"和"被动"两种。被动电极被放置在右心耳或心室内膜密布的肌小梁间,短期内能够被轻微的外力拉出而脱出,植入后半年组织增生或纤维帽形成后,电极就很难拉出。主动电极更具创伤性,是将电极螺旋进入心内膜,可以固定在心脏的任何部位,伸缩自如,优点是其稳定性高,拔出较方便,在美国已经广泛使用。

76. 植入起搏器的手术过程是怎样的?

严格消毒皮肤后,锁骨下平行切口 3~5 厘米,逐层分离组织,暴露胸大肌筋膜层,制作起搏器囊袋。穿刺锁骨下静脉植入起搏导线分别至右心房、右心室,体外测试起搏电极的位置和各个参数,固定导线于胸大肌上,连接导线和脉冲发生器,彻底止血后,将导线与脉冲发生器埋在制好的囊袋中,缝合手术切口。

77. 永久起搏器是怎样发展的?

永久起搏器的发展已经历经了第六个十年。随着起搏器功能优化,脉冲发生器变轻、变小,耐用性变长,花费逐渐下降,也在医保范围,其操作技术、安全性和复杂性明显提升。电池的寿命一直是个无法攻克的难题,因此"终身起搏器"暂时无法实现。

78. 什么是植入型心律转复除颤器?

植入型心律转复除颤器(implantable cardioverter defibrillator,ICD),也就是带有除颤功能的起搏器,是防治心源性猝死(sudden cardiac death,SCD)的有效方法,国际上已经广泛应用。ICD 用于治疗持续性室性心律失常,或者作为二级预防,从而提高此类患者的存活率。ICD 分为单腔 ICD 和双腔 ICD。

79. 什么样的患者需要安装起搏器?

(1)心动过缓:目前,在安装起搏器的患者中,心动过缓者占 80%~90%。什么样才算心动过缓呢?

一种情况是心跳持续慢,比如平均每分钟跳 50 次以下,严重者可低至 30 次/分,伴有乏力、胸闷、头晕、记忆力减退等,长此以往,心脏会扩大,心功能受损。因此,不能因为没出现严重症状就心存侥幸,如果拖到心功能很差了才治疗,为时晚矣。

另一种情况则是平时心跳正常,但间断出现心脏停搏,停跳 5 秒以上会晕倒。如果是走路、站立时晕倒,有可能导致摔伤、骨折、脑出血等。这种情况诊断起来比较困难,因为没发病时心跳是正常的,做检查也难以发现问题。对于这样的患者,可以通过皮下植入心电监测装置等,明确诊断。

(2)心脏增大、心功能差:在心脏增大、心功能差的患者中,1/3 存在心脏收缩不同步。这类患者需要安装三腔起搏器,帮助恢复心脏的协调收缩,以达到改善心功能、延长寿命的目的。

(3)心脏猝死的预防:心搏骤停的幸存者、临床评估心搏骤停高风险的患者如持续性室性心动过速。因此主要分为两种情况:第一种是以前已经发生过室速、室颤;第二种是存在一些严重心脏疾病,医生评估后认为心搏骤停风险很高。心搏骤停什么时候会发生是无法预料的,可能几年内,也可能就在几天内,甚至下一秒,就像身体里藏着一颗不定时炸弹。安装了心脏转复除颤器的作用就是在"炸弹"意外爆炸时及时阻止,关键时候挽救生命。

80. 心动过缓是怎么回事,怎样治疗?

心动过缓是指正常成人心跳每分钟低于 60 次,心动过缓可是生理性也可是病理性。病理性包括窦房结功能障碍、房室传导阻滞,也可以是药物、自主神经调节异常引起。心率低到足以引起大脑低灌注,出现晕厥或近似晕厥。植入永久起搏器是治疗心动过缓最有效的治疗手段。

81. 心动过缓为什么需要植入起搏器?

心脏就像一个小机器,需要有开关控制它的工作,也需要电路将电流传导给每个零部件。当开关或电路不好好工作时,小机器就需要维修。心脏起搏器就是最好的"维修工",它可以修开关,也可以修电路,通过放电来刺激心脏跳动。

82. 起搏器只是个机器,是怎么调节心率的?

起搏器包括脉冲发生器(电池)和导丝。最开始的起搏器很大,现在的起搏器只有火柴盒大小,重量类似于两节电池的重量。

同时,现在的起搏器都很智能,能感受心脏正常的跳动,当心率慢需要它工作时,它便出来工作,不需要它时,它会安静休息,不会出来捣乱。

83. 起搏器手术的风险有哪些?

哪怕是最简单的手术也有风险。因为每个人的情况,包括血管走行、心脏结构都各不相同,导致手术可能出现意外情况。起搏器手术的风险主要有3方面:一是来源于血管穿刺的风险,比如出血、气胸等;第二来源于导线植入心脏的过程,由于起搏导线的头端要固定在心肌中,若是患者的心肌很薄,则可能存在心脏穿孔的风险;第三是感染,多见于糖尿病、体质差、肾功能不全、老年患者,虽然发生率不高,但一旦发生就很让人头痛,因为必须取出原有的起搏器并植入新的起搏器。不过,总的来说,起搏器手术风险是可控的,不必谈之色变。

84. 如何选择适合自己的起搏器?

需要安装起搏器的患者可以在医生的指导下选择合适的起搏器,包括起搏器的类型、品牌和是否磁共振兼容等。目前新的起搏器还在不断研发中,功能越来越多样,质量越来越好,价格越来越低,未来必将为需要它的人提供更大的选择空间。

85. 安了起搏器,能使用家用电器吗?

使用微波炉、电视、收音机等家用电器并不影响起搏器使用;电话信号一般也不影响起搏器功能。

86. 安了起搏器,能坐飞机、过安检吗?

植入起搏器后可以跟正常人一样乘坐飞机,安检系统一般不影响起搏器功能,但建议患者避免过近接触安检系统。

87. 安了起搏器,能进行核磁检查吗?

目前有抗磁场的起搏器,植入此类起搏器,患者可以进行核磁共振检查。

88. 安了起搏器,还能上班吗?

起搏器是不影响工作的,植入起搏器后可以改善患者症状,更有益于工作。

89. 安了起搏器,还能运动吗?

起搏器是不影响运动的。植入起搏器后数周应避免上肢剧烈活动,但几周后就可参加游泳、跑步等运动。植入后数周应避免抬高,植入起搏器的一侧肢体数周后可正常活动上肢。

90. 起搏器术后定期维护保养有哪些?

安装了起搏器不代表就可以高枕无忧了,再好的机器也需要定期维护保养。定期了解起搏器的工作情况,比如功能是否正常、起搏比例、导线功能、剩余电量、起搏器参数是否适合等,能更好地发挥起搏器的功能和延长使用寿命。起搏器术后的患者需要定期检查起搏器的情况,一般是术后 1 个月、3 个月、6 个月、1 年,以后每年 1 次门诊随访,直到电池耗竭前,随访的间隔会缩短,称为"两头紧,中间松"。

起搏器的使用寿命根据种类、模式、起搏比例的不同而存在差异。一般而言,普通单腔起搏器可用 7~8 年,双腔起搏器的使用期限多在 5~6 年。需要注意的是,这里所说的"有效期限"并不意味着过了该期限起搏器就不能用了,而是指起搏器至少可以使用的年限,临床上有的患者甚至可以使用 10 余年。再者,随着电池技术的发展,起搏器的使用寿命也越来越长了。

此外,起搏器既可以记录各种心律失常,如房速、房颤、室早和室速等,起搏器程控时还可以分析过去发生的心律失常,给予患者及时的治疗,并在需要时调整起搏器具体参数,以便更符合患者的情况。目前很多起搏器是频率应答型的,可以根据患者的运动状况自动调节心跳的快慢,例如平时起搏频率(即起搏器开始工作的最慢心跳)60 次/分,走路时 70 次/分,跑步时 100 次/分,更符合生理需要。

91. 起搏器术后如遇不适怎么办?

及时就医,除固定时间的随访以外,如果患者有任何不适症状,应及时去医院。有些患者安装起搏器后,自我感觉很好,于是好几年都没有返回医院进行起搏器检查,到突然昏倒后才来医院检查发现起搏器没电了! 由此可知,按时检查对于起搏器功能的维护多么重要。值得高兴的是,目前有的起搏器具有远程监测的功能,也就是说可以预先设置成患者不适时的触发传输起搏器的相关参数信息,根据传输的信息判断起搏器的工作状态、是否存在心律失常等,决定患者是否需要进行门诊随访。因为目前国内只能进行起搏器信息的远程传输,还不能进行远程程控,同时,远程程控也存在着患者的安全隐患。

92. 起搏器术后日常注意事项有哪些?

安装起搏器后,需要避开强磁场(磁共振室)及机场安检手持式扫描仪,日常吹风机、微波炉、洗衣机、电视机无影响。目前有新型抗磁共振起搏器,患者安装起搏器后可以做磁共振检查,但是检查前后均需起搏器工程师对机器进行功能启动和关闭。抗磁共振起搏器价钱和普通起搏器非常接近,而且寿命更长,通过磁共振检查手段使得今后疾病检出率也大大提高,长期效价比更高,将成为今后起搏器的主流趋势。

93. 植入起搏器的患者多长时可以活动胳膊?

为了防止起搏电极脱位,术后7天内术侧肩关节避免外展活动和抬手过肩。术后3个月内还要减少上肢的推、拉、牵、上举等动作,如坐公共汽车时避免拉吊环,避免拖地等牵拉动作。

94. 植入起搏器的患者需要造影检查吗?

两者无相关,起搏器是解决心脏跳动和节律问题的,而冠状动脉造影是检查心脏是不是缺血。但很多做起搏器的患者年龄比较大,可能也存在冠心病,根据患者症状及辅助检查,如果有必要根据医生的建议再行冠状动脉造影检查。

95. 植入起搏器后还能做其他手术吗?

可以做其他手术,起搏器不会给其他手术治疗带来任何不便,反而会让患者接受手术时更安全。但是在使用电刀前须由心脏专科医师对起搏器模式进行调整。

96. 什么是心脏电复律?

心脏电复律是在短时间内向心脏通以高压强电流,使全部或大部分心肌瞬间同时除极,然后心脏自律性最高的起搏点重新主导心脏节律,通常是窦房结。因最早用于消除心室颤动,故亦称为心脏电除颤,用于电复律的仪器称作除颤器。

97. 患者行心脏电复律的适应证有哪些?

心室颤动和扑动是心脏电复律的绝对指征。

98. 什么是 CRT?

CRT 是三腔起搏器,又称为心脏再同步治疗,可以改善心力衰竭患者的生活质量,尤其对左室功能不全、QRS 波群增宽的患者有明显作用,是一个全新的治疗措施。其是经过静脉植入左心室电极导线,逆行进入冠状静脉窦在左心室的分支放置电极导线,实现左心室的起搏。

99. 什么是 CRT-P?

CRT-P 是可植入式三腔起搏器,除了右心房起搏外,还有左心室、右心室电极同时起搏的功能,能有效提高左、右心室不同步的心力衰竭患者的生命质量。

100. 什么是 CRT-D?

CRT-D 是带有除颤功能的三腔起搏器,除了有起搏和抗心力衰竭功能外,还有除颤功能,能有效预防室颤引起的心源性猝死。大部分致命性心律失常高危患者得益于 CRT-D 的治疗。

101. 什么情况下需要植入 CRT-P 和 CRT-D?

2012 年欧洲心脏病学会公布 CRT-P/CRT-D 主要针对心功能 Ⅲ～Ⅳ 级的心力衰竭患者,可以明显提高此类患者的生命质量。

102. 植入三腔起搏器后是否可以替代药物治疗?

三腔起搏器(CRT)的治疗目标是改善患者生活质量,但并不是替代药物治疗。植入 CRT 后协同药物治疗,可以明显改善患者预后。

103. 左心耳封堵术是什么?

房颤患者中,九成以上血栓与左心耳息息相关。左心耳封堵术是目前全球预防房颤患者卒中的治疗新趋势,它能有效降低患者的病死率、致残率,同时减少出血的发生。通过封堵左心耳来预防房颤时在左心耳内血栓的形成,从而降低房颤患者由血栓栓塞引发长期残疾或死亡的风险。同时,微创治疗方案可消除患者对长期口服抗凝剂治疗的依赖性,为患者提供治疗新选择。

104. 左心耳封堵术手术时间是多久?

左心耳封堵术是微创手术,不需要开胸。手术前患者做经食管超声,包括心脏 CT,由医生来评估左心耳形态,选择合适的封堵器。手术时间一般在 1～2 小时,手术后第二天或第三天就可以出院。

105. 左心耳封堵术术后还需要吃抗凝药吗?

新的研究认为,左心耳封堵术术后不需要长期口服抗凝药,但手术后需要服用阿司匹林和氯吡格雷,双联抗血小板治疗 6 个月,改为服用阿司匹林 1 年来抗血小板治疗。

106. 左心耳封堵术术后要卧床多久?

术后大约卧床 48 小时,需要休养 3 个月,最好半年后再正常运动。

107. 期前收缩严重吗?

许多患者不理解,觉得期前收缩不碍事,吃点药就好了。其实找出期前收缩的原因比治疗更重要。偶发期前收缩:指每分钟期前收缩发作少于5次,通常不引起很明显的症状,有时可能不被察觉。频发期前收缩:指每分钟发作多于5次的期前收缩,常引起明显心悸症状。偶发房早不用过度担心,最严重的期前收缩是频发室早。

108. 什么是室性期前收缩?

室性期前收缩又称为室性早搏,简称室性期前收缩,是指希氏束分叉以下部位过早发生的提前使心肌除极的单个或成对的心搏。室性期前收缩是常见的心律失常之一。根据期前收缩发生的频率可分为偶发性室性期前收缩和频发性室性期前收缩。

109. 什么是偶发性室性期前收缩和频发性室性期前收缩?

偶发性室性期前收缩:每分钟出现<5 次或动态心电图检测<30 个/小时。频发性室性期前收缩:每分钟出现≥5 次或动态心电图检测≥30 个/小时。

110. 室性期前收缩二联律或室性期前收缩三联律什么意思?

室性期前收缩二联律:每一个正常的窦性心搏后,就会出现一个室性期前收缩,比较有规律性。可能见于冠状动脉粥样硬化性心脏病、肺心病等。室性期前收缩三联律:每两个正常的窦性心搏后,就会出现一个室性期前收缩,叫作室性期前收缩三联律,可见于冠心病导致的冠状动脉缺血、心肌炎、瓣膜性心脏病以及其他的外伤或者电刺激等。

111. 什么是经食管心电图?

经食管心电图就是根据解剖基础(左心房和食管比较靠近)从食管下进去电击然后测定心房的心电图的变化规律,用于激发心房或者是监测心房的变化情况。

112. 哪些病可以做经食管心电图?

经食管心电图结合电刺激技术对常见室上性心动过速发生机制的判断可提供帮助,如确定是否存在房室结双径路。房室结折返性心动过速能被心房电刺激诱发和终止。经食管心电图能清晰地识别心房与心室电活动,便于确定房室分离,有助于鉴别室上性心动过速伴有室内差异性传导与室性心动过速。食管快速心房起搏能使预激图形明显化,有助于不典型的预激综合征患者确立诊断。应用电刺激诱发与终止心动过速,可协助评价抗心律失常药物疗效。食管心房刺激技术亦有助于确定病态窦房结综合征的诊断。可快速心房起搏,终止药物治疗无效的某些室上性折返性心动过速类型。

113. 经食管心电图痛苦吗? 过程需要多久? 有危险吗?

经食管心电图检查属于电生理检查,这种检查虽然无创,但是也有痛苦,电极要经鼻腔插入食管内,另外在做电生理刺激时,由于是通过电刺激,会有些刺痛,随着电压的增大,痛苦会增加甚至难以忍受。有一定的风险,通常检查需要半小时。

114. 什么是阿托品试验?

阿托品试验是鉴别病态窦房结综合征(sick sinus syndrome,SSS)的常用方法之一,该法操作简便,安全,临床仍在广泛使用。首先描计心电图作为对照,然后静脉注射阿托品 1.5 ~ 2.0 毫克,注射后即刻、1、2、3、5、10、15、20 分钟分别描计一次Ⅱ导联心电图。

115. 阿托品试验检查有哪些临床意义?

(1)辅助诊断病态窦房结综合征。窦性心动过缓患者,如怀疑病窦,用药如窦性心律未增至 90 次/分,提示本病。

(2)判断 P-R 间期延长的临床意义。P-R 间期延长,可能是由于迷走神经张力过高所致,也可能是器质性心脏病引起,前者注射阿托品后,P-R间期明显缩短,后者则无变化。

(3)鉴别窦性心动过缓与2∶1窦房传导阻滞。注射阿托品后,窦性心动过缓心率仅为加速,而2∶1窦房传导阻滞的心率成倍增加。

(4)鉴别二度Ⅰ型与Ⅱ型房室传导阻滞。注射阿托品后,Ⅰ型可改善,Ⅱ型则加重。

(5)协助鉴别室上性心动过速与室性心动过速。

(6)预激综合征合并心肌梗死或束支传导阻滞时,后两种情况可以被掩盖,注射阿托品后能够显示心肌梗死或束支传导阻滞图形。临床一般常用于病态窦房结综合征的辅助检查。

116. 阿托品试验禁忌证有哪些?

前列腺肥大、青光眼、高温季节避免使用。

117. 阿托品试验机制是什么?

机制是消除迷走神经对窦房结的抑制作用。

118. 阿托品试验诊断标准是什么?

阳性标准:①用药后窦性心率≤90次/分。②出现交界性心律。③窦性心动过缓、窦房阻滞或窦性停搏等。④诱发心房颤动。

119. 在做阿托品试验中出现皮肤潮红、口干症状正常吗?

此症状为阿托品中毒,阿托品中毒症状有口干、皮肤潮红、体温升高、呼吸急促、心率加快、瞳孔扩大、视力模糊、兴奋不安、谵妄及躁狂等,以中枢兴奋症状为主要表现,重则转为抑制,出现昏迷,甚至呼吸麻痹而死亡。阿托品中毒可选用新斯的明或毛果芸香碱作为对抗剂。新斯的明具有拟胆碱作用,可使心率减慢,腺体分泌增加,用量为0.02毫克/(千克·次),15~20分钟用药1次直至口干消失为止。毛果芸香碱是节后拟胆碱药,可使腺体分泌增加,对严重阿托品中毒用5~10毫克/次,15~30分钟用药1次,直至口腔潮湿为止。在应用上述两药时,切勿过量,对老年人及心功不全者尤其应谨慎,以防心律失常。

(四)肺栓塞与主动脉夹层

1. 什么是肺栓塞?

肺栓塞是由内源性或外源性栓子阻塞肺动脉或其分支引起肺循环和右心功能障碍的一组疾病或临床综合征的总称,包括肺血栓栓塞症、脂肪栓塞、羊水栓塞、空气栓塞、肿瘤栓塞等。

2. 肺栓塞的临床表现有哪些?

肺栓塞主要表现为呼吸困难、胸痛、咯血等,也被称为肺栓塞三联征,一般很少同时发生。肺栓塞还有其他表现,如果下肢有静脉血栓形成,会有下肢肿、胀、麻、痛等表现。急性肺栓塞时,患者可能会突然出现胸闷、呼吸困难、大汗淋漓、血压低,甚至晕厥等表现,属于急性重症肺栓塞、大面积肺栓塞的典型表现。

3. 什么人容易得肺栓塞?

肺栓塞好发于年龄大于40岁的高龄人群,还有手术后的患者,特别是骨折手术后的患者,由于术后长时间卧床休息,双下肢血流不畅,较为缓慢,局部容易形成血栓,在血栓脱落后进入肺血管引起肺栓塞。另外,肿瘤患者体内血液黏稠度较高,易形成血栓。还有肥胖人群、高脂血症、下肢静脉曲张的患者以及口服避孕药的女性也会引起肺栓塞。

4. 肺栓塞的诊断标准是什么?

肺动脉造影是诊断肺栓塞的金标准。其他的一些检查:心电图、血浆D-二聚体、下肢彩超、心脏彩超等检查也有一定的辅助意义。

5. 怎么治疗肺栓塞?

肺栓塞治疗的目的是使肺动脉再次开通,并防止形成新的血栓。药物治疗是肺栓塞的基本治疗手段,可分为抗凝、溶栓、病因治疗等。①外科血栓清除术:对于有溶栓禁忌或溶栓失败的患者,在血流动力学崩溃前,迅速实施个体化血栓清除术可提高患者存活概率,该手术技术要求高、手术风险大。②经皮导管介入治疗:使用导管专业医疗器械进行介入治疗,可以去除肺动脉及主要分支内的血栓,促进右心功能恢复,改善症状和存活率。③植入静脉滤器:在有抗凝药物绝对禁忌证以及接受足够强度抗凝治疗后复发的肺栓塞患者,可以选择植入静脉滤器。

6. 肺栓塞治疗常用的抗凝、溶栓的药物有哪些?

常用的抗凝药包括华法林、普通肝素、低分子肝素等;常用溶栓药有尿激酶、链激酶、重组型纤溶酶原激活剂等。

7. 怎么进行肺栓塞的风险预防?

①在手术后尽早下床活动,无法下床活动者应遵医嘱在床上运动,促进下肢血液循环,预防深静脉血栓的形成。②若可预知的发生肺栓塞的风险较高,可以穿弹力袜。③有血栓形成,应遵医嘱服用抗凝药物,预防肺栓塞的发生。④长途飞行或坐车旅行,应尽量避免久坐,可间断按摩双下肢,或者站立活动一下。⑤彩超显示有下肢血栓时,禁止按摩或热敷双下肢,防止血栓脱落。

8. 什么是主动脉夹层?

主动脉作为人体最粗的一根血管,由内膜、中膜和外膜3层结构组成。3层结构正常情况下紧密结合,共同承载血流的通过。主动脉夹层是指主动脉壁内膜上出现一个撕裂口,血液由此破口进入并将主动脉壁内膜、中膜和外膜分开,血液夹在这3层膜之间,并沿着主动脉长轴方向逐渐扩展,形成主动脉壁真假两腔的分离状态,称为主动脉夹层。临床表现为突然出现的胸骨后撕裂样疼痛,从背部开始向胸部和腹部放射,可伴有偏瘫、出血性休克、主动脉瓣关闭不全、两侧或上下肢血压不等等表现。

9. 主动脉夹层常见的原因是什么?

最常见的原因是高血压,几乎所有的主动脉夹层患者都存在控制不良的高血压现象。换句话说,高血压的控制对于主动脉夹层的预防、治疗、预后有着全面的影响,是最基本和最不能忽视的治疗和预防手段。妊娠是另外一个高发因素,与妊娠期间血流动力学改变相关。在40岁前发病的女性中,50%发生于孕期。主动脉夹层的男女发病率之比为(2~5)∶1;常见的发病年龄在45~70岁,目前报道最年轻的患者只有13岁。

10. 主动脉夹层有哪些表现?

在实际情况中可以表现为不同的情况,也称为临床症状,主要包括以下几种。

(1)典型的急性主动脉夹层患者往往表现为突发的、剧烈的、胸背部撕裂样疼痛。严重的可以出现心衰、晕厥,甚至突然死亡;多数患者同时伴有难以控制的高血压。

(2)主动脉分支动脉闭塞可导致相应的脑、肢体、腹腔脏器缺血症状,如脑梗死、少尿、腹部疼痛、双腿苍白、无力、花斑,甚至截瘫等。

(3)除以上主要症状和体征外,因主动脉供血区域广泛,根据夹层的累积范围不同,表现也不尽相同,其他的情况还有:周围动脉搏动消失,左侧喉返神经受压时可出现声带麻痹,在夹层穿透气管和食管时可出现咯血和呕血,夹层压迫上腔静脉出现上腔静脉综合征,压迫气管表现为呼吸困难,压迫颈胸神经节出现霍纳(Horner)综合征,压迫肺动脉出现肺栓塞体征,夹层累及肠系膜和肾动脉可引起肠麻痹乃至坏死和肾梗死等体征。胸腔积液也是主动脉夹层的一种常见体征,多出现于左侧。

11. 什么检查方法能够对确诊主动脉夹层有帮助?

确诊主动脉夹层的主要辅助检查手段有:

(1)胸片:普通胸片就可以提供诊断的线索,对于急性胸背部撕裂样疼痛伴有高血压的患者,如果发现胸片中上纵隔影增宽,或主动脉影增宽,一定要进行进一步计算机体层血管成像(CTA)等检查,明确诊断。

(2)主动脉CTA:是目前最常用的术前影像学评估方法,其敏感性达90%以上,特异性接近100%。CTA断层扫描可观察到夹层隔膜将主动脉分割为真假两腔,重建图像可提供主动脉全程的二维和三维图像,其主要缺点是要注射造影剂,可能会出现相应的并发症,而主动脉搏动产生的伪影也会干扰图像和诊断。

(3)主动脉磁共振血管成像(MRA):对主动脉夹层患者的诊断敏感性和特异性与CTA接近,核磁所使用的增强剂无肾毒性;其缺点是扫描时间较长,不适用于循环状态不稳定的急诊患者,而且也不适用于体内有磁性金属植入物的患者。

(4)数字减影血管造影(DSA):目前,尽管主动脉血管造影仍然保留着诊断主动脉夹层"黄金标准"的地位,但已基本上因为CTA和因为是有创检查且需使用含碘造影剂,目前多只在腔内修复术中应用而不作为术前诊断手段。

(5)超声检查:其优点是无创,无须造影剂,可定位内膜裂口,显示真、假腔的状态及血流情况,还可显示并发的主动脉瓣关闭不全、心包积液及主动脉弓分支动脉的阻塞等情况。

12. 为什么急性主动脉夹层被称为"人体炸弹"? 它怎么诊断?

主动脉夹层之所以被称为"人体炸弹",是因为其死亡率极高,是心血管急危重症。该病的诊断,首先需根据患者的症状,是否存在急性剧烈的胸背部疼痛或相应的组织器官缺血;其次,主动脉夹层疾病诊断的金标准是胸腹主动脉血管成像,简称主动脉CTA。正常主动脉只有一个腔,现在变成两个腔,一个真腔、一个假腔,还有一个内膜片,就可以迅速诊断主动脉夹层。

13. 主动脉夹层破裂有哪些前兆?

①剧烈胸痛:疼痛放射至颈部、肩胛区、左肩或上腹部,疼痛时间可长达几十分钟至数小时,含服硝酸甘油多无法缓解。可出现休克面容,面色苍白、大汗、皮肤湿冷、有濒死感,重要的是患者血压没有下降,而是保持平稳

或略有上升。②有明显的压迫症状：主动脉夹层破裂是假腔不断膨胀、使身体血管无法承受的结果，当夹层压迫真腔时，造成动脉血管急性闭塞，组织、器官缺血，发生心脑供血不足，引起心肌梗死、肠梗死、脑卒中，影响肾的供血，造成下肢偏瘫或者截瘫。

14. 主动脉夹层有什么治疗办法？

主动脉夹层应尽快明确诊断分型，选择相应的治疗方案。治疗原则是有效镇痛、控制血压和心率并减轻主动脉压力、降低主动脉破裂风险。急性 Stanford A 型一经发现，应进行紧急外科手术治疗。Stanford B 型主要通过药物镇痛、降压、降低心室收缩力及心率，治疗后一般即可出院。也可根据患者情况进行主动脉支架植入术。

15. 主动脉夹层的预防措施有哪些？

冬季是主动脉夹层的高发期，控制好高血压是关键。规律服药，将血压和心率控制在正常范围内，适当运动锻炼，切勿暴饮暴食，勿熬夜，在心情激动、剧烈运动时出现胸部闷痛，则要及时到医院进行治疗。

16. 主动脉夹层患者恢复有哪些注意事项？

（1）出院后以休息为主，活动量要循序渐进，注意劳逸结合。

（2）低盐低脂饮食，并戒烟、酒，多食新鲜水果、蔬菜及富含粗纤维的食物，以保持大便通畅。

（3）学会自我调整心理状态，调控不良情绪，保持心情舒畅，避免情绪激动。

（4）坚持服药，控制血压，不擅自调整药量。

（5）学会自测心率、脉搏，有条件者置血压计，定时测量。

（6）定期复诊，若出现胸、腹、腰痛症状及时就诊。

（五）心力衰竭

1. 什么是心力衰竭？

我们的心脏是一个很奇妙的器官，尽管只有个人拳头般大小，但它就像一个泵，把回到心脏的血液泵出供给全身各个器官组织以满足机体活动的需要。心脏出了问题，泵血功能会下降，就像我们用来灌溉土地的水泵，它因种种原因工作能力下降了，土地不能得到水的滋润，从而庄稼的收成就会受到很大的影响，这种状态就是心功能不全，也称心力衰竭。

2. 心力衰竭的常见类型有哪些？

心脏由左右心房和左右心室组成，病情变化也有急性和慢性之分。根据心力衰竭发生部位分为左心衰竭、右心衰竭、全心衰竭；按心力衰竭疾病严重程度分为轻度心力衰竭和重度心力衰竭；按发病急缓分为急性心力衰竭和慢性心力衰竭。①左心衰竭：呼吸困难、咳嗽和咯血、疲乏无力、失眠、心悸等。②右心衰竭：上腹部胀满、颈静脉怒张、水肿、发绀、失眠、嗜睡、精神错乱。③急性心力衰竭：疲乏、运动耐力明显降低、心率加快、严重呼吸困难、喘息不止、烦躁不安并有恐惧感、呼吸加快、频繁咳嗽并咯出大量粉红色泡沫样痰。④慢性心力衰竭：呼吸困难、乏力，这些症状在休息或运动时出现，劳力性呼吸困难、端坐呼吸、阵发性夜间呼吸困难。

3. 如何诊断心力衰竭？

心力衰竭主要靠心力衰竭症状和心脏超声来诊断。心脏超声可以明确患者心脏功能，包括收缩功能和舒张功能。测定左心室射血分数（left ventricular ejection fraction，LVEF）是评估左心室收缩功能最常用指标。

4. 心功能如何分级？

Ⅰ级：患者患有心脏病，但日常活动量不受限制，一般活动不引起乏力、呼吸困难等心力衰竭症状。

Ⅱ级:体力活动轻度受限。休息时无自觉症状,但平时一般活动可出现上述症状,休息后很快缓解。

Ⅲ级:体力活动明显受限。休息时无症状,低于平时一般活动量时即可引起上述症状,休息较长时间后症状方可缓解。

Ⅳ级:任何体力活动均会引起不适。休息时亦有心力衰竭的症状,稍有体力活动后症状即加重。

5.心力衰竭如何分期?

A 期(前心力衰竭阶段):无心脏结构或功能异常,也无心力衰竭症状体征,但有发生心力衰竭的高危因素如高血压、冠心病、代谢综合征等。

B 期(前临床心力衰竭阶段):已发展成结构性心脏病,如左心室肥厚、无症状性瓣膜性心脏病,但从无心力衰竭症状体征。

C 期(临床心力衰竭阶段):已有结构性心脏病,且目前或既往有心力衰竭症状体征。

D 期(难治性终末期心力衰竭阶段):有进行性结构性心脏病,虽经积极的内科治疗,休息时仍有症状,因心力衰竭反复住院,需特殊干预。

6.心力衰竭有什么危害?

心力衰竭可导致心累、气紧、活动无耐力、头昏、记忆力下降、思维及反应迟钝,腹胀、上腹不适、不思饮食、尿量减少、水肿。

7.心力衰竭的现状如何?

发病率高、死亡率高、再住院率高、民众认识不足。

8.心力衰竭患者如何自我管理?

记录心率和血压,每日测体重,按医嘱服药,控制饮食,戒烟限酒,适度运动,缓解焦虑,改善睡眠,了解心力衰竭的表现,定期随诊。

9.心力衰竭患者可以做哪些适度运动?

对心脏最好的运动是有氧运动,如散步、骑车、游泳、划船、打太极拳等;

运动量勿过大,循序渐进;如身体不适,请咨询医生。

10. 什么是慢性心力衰竭?

在原有慢性心脏疾病基础上逐渐出现心力衰竭症状体征的为慢性心力衰竭,慢性心力衰竭症状体征稳定1个月以上称为稳定型心力衰竭。

11. 心力衰竭低盐饮食如何做?

轻度心力衰竭患者每天摄入食盐2~3克,中到重度心力衰竭患者每天摄入食盐<2克,避免高盐食物如部分调味品、芝士、加工肉制品等,请检查包装上所标示的盐含量,建议使用标准用量的小盐勺,方便控盐。

12. 心力衰竭死亡率如何?

心力衰竭5年生存率为30%,几乎与恶性肿瘤相当。

13. 心力衰竭饮食方面四不宜是什么?

①食物不宜过精:不利于大便的形成,宜荤素搭配、粗粮细粮搭配,适当选用多纤维食物。②饮食不宜过饱:使腹部膨胀、膈肌升高、心脏及肺的正常活动受限,容易出现心慌气短。③食物不宜过咸。④不宜饮酒。饮食要清淡少油、少盐、多蔬菜水果。

14. 哪些因素会诱发心力衰竭?

①感染:最常见、最重要的诱因。②心律失常:房颤是最重要因素。③精神或心理压力过大。④妊娠和分娩。⑤血容量增加。⑥其他:原有心脏病加重。⑦心血管疾病:几乎所有的心血管疾病最终都有可能引起心力衰竭,所以心力衰竭被称作各种心脏疾患的最终阶段。常见的病因是冠心病、高血压病、心肌病、心肌炎、瓣膜性心脏病(风湿性心脏病、老年心脏病等)、先天性心脏病等。患者应配合医生控制心血管病的危险因素,如高血压、高脂血症、糖尿病、吸烟、肥胖等。

15.怎么知道自己得了心力衰竭?

　　心力衰竭的主要表现是喘和肿。喘憋主要在上楼梯和走路时加重,可感觉气不够用,非常累,常伴有心悸。水肿多见于小腿等下垂部位,呈凹陷性。另外,如果有高血压、冠心病、慢性肾病等可能导致心力衰竭的疾病,还会合并原发病的表现。有上述疾病的人如出现典型的喘、肿症状需要警惕心力衰竭,建议及时就医。

16.如何诊断有没有心力衰竭?

　　(1)询问患者的病史:了解有无左心衰竭、右心衰竭的症状,左心衰竭的症状为活动后气促、不能平卧,右心衰竭症状为下肢水肿、尿少、消化不良、乏力等。

　　(2)体格检查:了解有无左心衰竭、右心衰竭的体征,左心衰竭的体征包括肺的湿啰音、发绀、呼吸困难,右心衰竭体征包括颈静脉怒张,肝大、双下肢水肿。

　　(3)一般检查:心电图可提供一些可供参考的信息,X射线可了解心脏有无增大、肺淤血的表现,彩超可以明确心脏扩张功能、舒张功能、射血分数以及心脏结构有无改变,心肌标志物升高可明确作为心力衰竭的诊断。

　　(4)其他检查:主要是生化检查、血气分析等,用以鉴别诊断。

17.心力衰竭,体格检查的意义是什么?

　　(1)听诊:在听诊的时候,肺部有没有水泡音。心脏检查的时候,叩诊有没有心脏的扩大,听诊心脏有没有杂音或者心律不齐。

　　(2)辅助检查:比如做心脏的彩超,看心脏结构有没有变性,它的功能如何;还可以拍胸片,了解有没有胸腔积液,有没有肺淤血;还可以做心电图,看看有没有心肌缺血的表现,有没有心律失常;还可以查血中一些特异性的心力衰竭标志物,比如脑钠肽,这些可以辅助诊断心力衰竭。如果患者有基础的心血管疾病,比如高血压、糖尿病或者原来有冠心病。在这种状态下,如果出现了胸闷、气短的表现,特别在活动的时候胸闷、气短加重,有的患者还出现脚肿,这种患者可能出现心力衰竭。应该及早到医院就诊,医生通过体格检查,加上心脏彩超、胸片、心电图、抽血,可以明确诊断患者有没有心力衰竭。

18. 心力衰竭,心电图检查有意义吗?

心力衰竭是可以通过心电图检查的。如果患者平素有心力衰竭的症状,在疾病的初期,医生可采用心电图来诊断。有心力衰竭的患者,通常心电图都会提示有异常,在临床上需要结合多方面的依据,比如观测患者有没有发生水肿的症状;是否有呼吸困难、胸闷以及心率过快的现象;还可根据其他化验检查心力衰竭的指标,最终综合鉴别。还可以做心脏彩超的检查,这样有利于全面分析病情,但是不能单单仅靠心电图。

19. 心力衰竭患者心电图可发现哪些问题?

心力衰竭患者心电图检查可以发现很多问题,主要有以下几方面。

(1)观察患者是不是还存在窦性心律,也就是正常的起搏点出来的心律,因为心力衰竭患者晚期有可能会合并房性的心律失常,比如心房扑动、心房颤动,如果出现这种情况会进一步引起心脏功能的恶化,加重患者的心力衰竭。

(2)观察患者的心率控制是不是满意,对心力衰竭患者来说不希望心率过快,如果患者的静息心率在 80 次/分甚至 70 次/分以上,可以用一些药物进行干预,使患者的心率稍微偏慢,这样对心脏的负担会比较小。

(3)观察患者有没有合并其他比较严重的心律失常,比如频发的室性期前收缩、短阵的室性心动过速,这些在心电图上有可能会发现,同时还可以发现心力衰竭的继发性原因,比如有没有陈旧性心肌梗死,这些在心电图上也有提示。

20. 心力衰竭,为什么要做 X 射线检查?

心力衰竭一般分为 3 种类型:左心衰竭、右心衰竭和全心衰竭。但是无论哪一种都有可能会同时合并肺部的病变,所以做 X 射线检查主要是为了看患者肺部病变的具体情况,比如左心衰竭患者可能会出现肺淤血、间质性肺水肿或者是肺泡性肺水肿等改变。

慢性左心衰竭还可以见到肺的叶间胸膜增厚,有的患者可能会同时合并有胸腔积液,X 射线还可以判断胸腔积液具体的量,而右心衰竭的患者通常会有肺心病,所以患者有可能会有肺气肿、肺纹理增粗或者是支气管感染等。

21. 心力衰竭,需要做哪些实验室检查?

进行血常规检查,了解有无感染和贫血的存在;进行生化检查,了解有无低蛋白,肝、肾功能的状态,以及有无电解质的紊乱;还需要进行甲状腺功能的检查,了解有无甲状腺功能的异常而引起的心功能衰竭。心力衰竭的患者,除了以上检查外,还需要完成脑钠肽的测定,这项检查对于心力衰竭的严重程度判定和治疗效果的评价有非常重要的临床意义。

22. 诊断心力衰竭的标志物是什么?

诊断心力衰竭的公认客观指标为 B 型脑钠肽(BNP)和 N 末端 B 型脑钠肽原(NT-proBNP)的浓度增高。

心功能衰竭的一项检测指标是心力衰竭标志物,其水平与心力衰竭的严重程度呈正相关。其临床意义有:①临床工作中用于心力衰竭的诊断。②用于心力衰竭患者的危险度分级。③用于心源性猝死的预测。④用于心力衰竭患者的治疗疗效的监测及预后的评估。⑤用于急性呼吸困难患者的鉴别诊断。⑥评估急性冠脉综合征患者的预后。⑦在外科手术中,用于术前、术中、术后的监测。

23. B 型脑钠肽和 N 末端 B 型脑钠肽原有什么区别?

BNP 也叫血浆脑钠肽,而 NT-proBNP 也叫氨基末端 B 型脑钠肽前体。这两者之间还是有比较大的区别的,BNP 的清除主要是通过与 BNP 清除受体相结合。而 NT-proBNP 则主要是由肾小球滤过,所以 NT-proBNP 的浓度受肾功能的影响较大,相对而言,BNP 的半衰期比较短,大概为 22 分钟,它的体外稳定性也比较差。而 NT-proBNP 的半衰期较长,大概为 120 分钟,它的体外稳定性相对也比较强,而且 NT-proBNP 在心力衰竭患者中的浓度较 BNP 高。相对而言,NT-proBNP 更加有利于对心力衰竭进行诊断。

24. 心力衰竭常用的治疗方法有哪些?

(1)急性心力衰竭:经面罩或鼻导管吸氧、吗啡、利尿剂、强心剂、血管活性药物、主动脉内球囊反搏、机械通气支持、血液净化、心室机械辅助装置及外科手术等各种非药物治疗。

(2)慢性心力衰竭:控制高血压、糖尿病;使用抗血小板药物、他汀类调脂药物;消除心力衰竭诱因,控制感染,治疗心律失常,纠正贫血、电解质紊乱;调整利尿剂、硝酸酯和强心剂的用法用量;应用神经内分泌抑制剂。

25. 心力衰竭患者的治疗策略是什么?

首先积极治疗原发病,比如急性心肌梗死患者先要开通"罪犯血管",心肌肥厚化学消融,快速房颤的患者要尽快药物控制心室率,或同步电击恢复窦性心律。其次接受心脏再同步化治疗(考虑器械植入),可植入 ICD、CRT 或 CRT-D。

26. 什么情况提示心力衰竭加重?

如疲乏加重、运动耐力降低、静息心率增加≥20 次/分、活动后气急加重、水肿(尤其下肢)再现或加重、体重增加等。

27. 左心衰竭最主要的症状是什么?

程度不同的呼吸困难是左心衰竭最主要的症状。可表现为劳力性呼吸困难、夜间阵发性呼吸困难或端坐呼吸,最严重的是肺水肿。

28. 左心衰竭为什么会咳嗽、咳痰和咯血?

咳嗽、咳痰是肺泡和支气管黏膜淤血所致。开始常于夜间发生,坐位或立位时咳嗽可减轻或消失。白色浆液性泡沫状痰为其特点,偶可见痰中带血丝。长期慢性肺淤血,肺静脉压力升高,导致肺循环和支气管血液循环之间在支气管黏膜下形成侧支,血管一旦破裂可引起咯血。典型表现为咯粉红色泡沫痰。

29. 左心衰竭为什么会疲倦、乏力、头晕、心悸?

由于心排血量降低,器官、组织血液灌注不足及代偿性心率加快所致。

30. 左心衰竭对肾脏有什么影响?

左心衰竭致肾血流量减少,可出现少尿。长期慢性的肾血流量减少导致血尿素氮、肌酐升高并可有肾功能不全的症状。

31. 左心衰竭的体征是什么?

由于肺毛细血管压增高,液体渗出至肺泡而出现湿啰音。随着病情加重,肺部湿啰音可从局限于肺底部直至全肺。心脏体征:除基础心脏病的体征外,一般均有心脏扩大(单纯舒张性心力衰竭除外)及相对性二尖瓣关闭不全的杂音、肺动脉瓣区第二心音亢进及舒张期奔马律。

32. 急性左心衰竭发作时如何自救?

当突然出现严重的呼吸困难、面色苍白、大汗、频繁咳嗽、咯粉红色泡沫痰时,我们首先要想到急性左心衰竭,可采取以下处理措施:①协助患者取坐位,双腿下垂。②有条件者可给予吸氧。③保持冷静,避免慌张,以免加重患者思想压力。④及时拨打120急救电话,寻求专业救治。

33. 右心衰竭常见症状是什么?

水肿、颈静脉怒张、肝淤血。

34. 右心衰竭消化道症状是什么?

胃肠道及肝淤血引起腹胀、纳差、恶心、呕吐等,是右心衰竭最常见的消化道症状。

35. 右心衰竭肝脏体征是什么?

肝脏常因淤血而肿大,伴压痛。持续慢性右心衰竭可致心源性肝硬化,晚期可出现肝功能受损、黄疸及腹水。

36. 右心衰竭水肿特征有什么?

对称性、下垂性、凹陷性水肿,重者可延及全身。可伴有胸腔积液,以双侧多见,若为单侧则以右侧更多见。

37. 心力衰竭的妇女可以妊娠吗?

心力衰竭的妇女能否妊娠主要取决于患者的心功能状况,对于心功能Ⅰ~Ⅱ级的育龄妇女是可以妊娠的,但需要严密观察和监测,心功能Ⅲ~Ⅳ级时,妊娠是高度危险的,建议避孕或及时终止妊娠。心力衰竭的孕妇一定要加强孕期保健,评估心功能和胎儿的情况,保证充足休息,避免劳累和精神刺激。

38. 心肌病能引起心力衰竭吗?

会的。心力衰竭的病因很多,任何加重心脏负担、造成心肌代谢异常的因素都可引起心力衰竭,如各种严重的先天性心脏病、瓣膜性心脏病、各种心肌病、快速性心律失常、糖尿病、冠心病,以及急、慢性心肌梗死等。

39. 什么是放射性核素检查?

将放射性药物引入人体,然后测定有关脏器中或血、尿、便中放射性药物的动态变化,以了解脏器的功能。最常用的核仪器是各种功能测定仪,在体表测得放射性药物在脏器中随时间的变化曲线,通过计算机或手算对此曲线进行半定量分析或根据一定的数学模型计算出各种定量参数。这种方法已广泛而有效地应用于甲状腺、心、肾和肺的功能测定。口服放射性标记的蛋白质或脂肪,测定血内放射性物质的增长和经粪尿排出的情况,可以了解消化吸收功能。将放射性标记的各种血细胞注入静脉,测定放射性物质在血内消失的速度,可计算出血细胞的寿命;测定放射性物质在肝、脾等部位集聚的情况,可以观察血细胞破坏或被拦截的部位。

40. 什么是动脉血气分析?

动脉血气分析是指对各种气体、液体中不同类型的气体和酸碱性物质进行分析的技术过程。其标本可以来自血液、尿液、脑脊液及各种混合气体等,但临床应用最多的还是血液。血液标本包括动脉血、静脉血和混合静脉血等,其中又以动脉血气分析的应用最为普遍。

41. 心力衰竭患者动脉血气有什么改变?

临床上急性心力衰竭的患者会出现肺淤血,患者的血气也会有动态的变化。一般最早期的心力衰竭血气变化是低氧血症,随着病情进展会出现Ⅰ型呼吸衰竭,到后期肺水肿的情况,会导致患者通气功能障碍,二氧化碳排出障碍,会出现Ⅱ型呼吸衰竭。这时候就比较严重了,可能需要应用呼吸机进行治疗。对于血气分析怎么看,临床上主要是看患者的氧分压。正常动脉血氧分压是 80~100 毫米汞柱,这个和年龄有一定关系,一般年龄有一个公式:100-年龄×0.37 左右。所以,不同年龄,低氧血症的判断标准是不一样的。对于Ⅰ型呼吸衰竭的患者,临床判断就是看氧分压要低于 60 毫米汞柱,临床上就可以判断Ⅰ型呼吸衰竭。Ⅱ型呼吸衰竭临床上除了看氧分压数值,还要看二氧化碳分压,正常情况下二氧化碳分压是 35~45 毫米汞柱,如果患者的二氧化碳分压大于 50 毫米汞柱,临床上就要考虑是Ⅱ型呼吸衰竭。

42. 什么是超声心动图?

超声心动图是临床上最为常用的一种心脏检查,主要可以通过显示心脏和血管的结构和运动,测定血流速度,来明确心脏器质性病变和心脏功能的一种常规检查。常见的超声心动图有 M 型超声心动图、二维超声心动图、多普勒超声心动图、经食管超声心动图等。其他比较少见,或者是专科的超声心动图,主要包括负荷超声心动图、心脏声学造影、血管内超声成像和超声多普勒等。

43. 心力衰竭患者超声心动图检查的意义是什么？

超声心动图可判断心力衰竭的程度,能直观地观察心脏的结构、运动、瓣膜和功能,直接或间接提供心力衰竭的原因、诱因,供临床参考指导治疗。心力衰竭分为左心衰竭和右心衰竭,或分为急性心力衰竭与慢性心力衰竭。引起心力衰竭的原因有较多,如冠心病、心肌梗死、缺血性心肌病、二尖瓣、三尖瓣、主动脉瓣或肺动脉瓣打不开或关不上,又称为瓣膜狭窄或关闭不全、先天性心脏病患者、输液速度较快等。诊断左心力衰竭主要是通过射血分数来反映,通常以 50% 为界,高于 50% 为心功能正常;而低于 50% 又分为3 个级别,即射血分数在 40%~49% 为心脏功能轻度降低,30%~39% 为心脏功能中度降低,低于 30% 为心脏功能低下或重度降低。心功能中重度以上降低会有突然死亡的高风险,即猝死。超声心动图也称为心脏 B 超、心脏超声或心脏切面超声,优于心电图、抽血化验。

44. 心力衰竭患者常用口服药物有哪些？

①扩张血管、改善心肌重构药物:如卡托普利、培哚普利、贝那普利、氯沙坦、缬沙坦、替米沙坦等。②减慢心率药物:如美托洛尔(倍他乐克)、比索洛尔等。③强心类药物:如地高辛、西地兰等。④利尿药:如呋塞米、氢氯噻嗪等。⑤醛固酮受体拮抗剂:如螺内酯、依普利酮。

45. 心力衰竭患者需要终身用药吗？

需要终身服用相关预防疾病进展的药物。心力衰竭是不可逆转的,但是通过合理的治疗有助于预防疾病进展,可改善患者不舒服的症状。

46. 血管紧张素转化酶抑制剂不良反应是什么？

主要不良反应包括干咳、低血压和头晕、肾损害、高钾血症、血管神经性水肿等。

47. 血管紧张素转化酶抑制剂用药期间的注意事项是什么？

用药期间需监测血压,避免体位的突然改变,监测血钾水平和肾功能。

若出现不能耐受的咳嗽或血管神经性水肿应停止用药。

48. β 受体阻滞剂不良反应是什么?

不良反应有液体潴留(可表现为体重增加)和心力衰竭恶化、心动过缓和低血压等。

49. β 受体阻滞剂用药时注意事项是什么?

应注意监测心率和血压,当患者心率低于 60 次/分或低血压时,应停止用药并及时就诊。

50. 心力衰竭治疗的"金三角"指什么?

血管紧张素转化酶抑制剂、β 受体阻滞剂和醛固酮受体拮抗剂三药合用可产生相加或协同的有益作用,被称为"金三角",已成为慢性心力衰竭的基本治疗方案。

51. 日常使用利尿剂的观察要点是什么?

遵医嘱正确使用利尿剂,注意药物不良反应的观察和预防。如利尿剂和噻嗪类利尿剂最主要的不良反应是低钾血症,从而诱发心律失常或洋地黄中毒,故应监测血钾。出现低钾血症时常表现为乏力、腹胀、肠鸣音减弱、心电图 U 波增高等。服用排钾利尿剂时多补充含钾丰富的食物,如鲜橙汁、西红柿汁、柑橘、香蕉、枣、杏、无花果、马铃薯、深色蔬菜等,必要时遵医嘱补充钾盐。口服补钾宜在饭后,以减轻胃肠道不适;外周静脉补钾时,每 500 毫升液体中氯化钾含量不宜超过 1.5 克。噻嗪类的其他不良反应有胃部不适、呕吐、腹泻、高血糖、高尿酸血症等。氨苯蝶啶的不良反应有胃肠道反应、嗜睡、乏力、皮疹,长期用药可产生高钾血症,尤其是伴肾功能减退时,少尿或无尿者应慎用。螺内酯的不良反应有嗜睡、运动失调、男性乳房发育、面部多毛等,肾功能不全及高钾血症者禁用。另外,非紧急情况下,利尿剂的应用时间选择早晨或日间为宜,避免夜间排尿过频而影响休息。

52. 什么是6分钟步行试验?

6分钟步行试验是让患者在平直走廊里尽可能快地行走,测定其6分钟的步行距离:<150米为重度心力衰竭;150~450米为中度心力衰竭;>450米为轻度心力衰竭。该评估方法简单易行,安全方便。通过评定慢性心力衰竭患者的运动耐力评价心力衰竭严重程度和疗效。

53. 做心肺运动试验有什么意义?

在运动状态下测定患者对运动的耐受量,仅适用于慢性稳定型心力衰竭者。可测定最大耗氧量,即运动量虽继续增加,耗氧量已达峰值不再增加时的值,表明此时心排血量已不能按需要继续增加。心功能正常时此值应>20毫升/(分钟·千克)。无氧阈值即患者呼气中 CO_2 的增长超过了氧耗量的增长,标志着无氧代谢的出现,此值越低说明心功能越差。

54. 心力衰竭适宜运动方式和不适宜运动方式有哪些?

(1)适宜运动方式:腹式呼吸、练太极拳、练气功、练八段锦、练五禽戏、步行、登山、游泳、骑车、慢跑。

(2)不适宜运动方式:竞技性运动,局部肌肉运动如跳高、做俯卧撑、引体向上、短跑、踢足球、打篮球等。训练过程应循序渐进,避免训练过度,应根据患者的病情和功能情况选定运动方式和运动量。

55. 心力衰竭患者食欲不好的原因是什么?

心功能下降,血液循环功能减退,过分地限制食盐的摄入。

56. 心力衰竭患者有什么饮食需求?

给予低盐、低脂、易消化饮食,少量多餐,伴低蛋白血症者可静脉补充白蛋白。每日钠摄入量<2克,告诉患者及家属低盐饮食的重要性并督促执行。限制含钠量高的食品如腌或熏制品、香肠、罐头食品、海产品、苏打饼干等。注意烹饪技巧,可用糖、代糖、醋等调味品以增进食欲。心力衰竭伴营养不

良风险者应给予营养支持。

57. 心力衰竭患者少食多餐如何做?

每日摄入食物分 4~5 次,注意晚饭后不进食或少进任何食物和水分。

58. 心力衰竭患者日常生活中如何监测心率?

可穿戴能够监测心率、血压的电子产品,学会自测脉搏,如有异常立即治疗。

59. 心力衰竭患者如何保持大便通畅?

食用粗纤维食物、新鲜的水果和蔬菜,养成定时排便的习惯,腹部顺时针按摩,必要时口服麻仁软胶囊,开塞露肛门用药。

60. 心力衰竭患者日常生活需要关注哪些内容?

食欲、饮水量、摄盐量;睡眠状况;尿量是否减少,有无便秘;日常生活是否能自理,活动受限的程度。

61. 对心力衰竭患者怎样做心理安抚?

心力衰竭往往是心血管病发展至晚期的表现。长期的疾病折磨和心力衰竭反复出现,体力活动受到限制,甚至不能从事任何体力活动,生活上需他人照顾,常使患者陷于焦虑、抑郁、孤独、绝望甚至对死亡的恐惧之中。家属和亲人可因长期照顾患者而产生沉重的身心负担或忽视其心理感受。焦虑、抑郁和孤独在心力衰竭恶化中发挥重要作用,心理疏导可改善心功能,必要时咨询心理科,酌情应用抗焦虑或抗抑郁药物。

62. 心力衰竭患者摄入液体量如何控制?

心力衰竭患者水分摄入的控制要根据患者心力衰竭的程度,出量和入量差不多,或者出量比入量多一点,才能保证心力衰竭的稳定状态。如果是一个日常活动没有问题的患者,每天 2 000 毫升左右液体量是可以的,对于有明显心力衰竭症状的患者,要求每天的液体量控制在1 500毫升以内。为了保证精确计算饮水量,心力衰竭患者家中应常备有刻度的杯子,并随时记录,要关注患者每天所吃食物及水果中的含水量。其次,钠和水通过固定比例存在,过多的钠摄入会导致血钠浓度升高,人体就会保存更多水分来稀释它,容量就会变多,因此心力衰竭患者还得控制钠盐的摄入。

63. 心力衰竭患者体重如何监测?

每天在同一时间、着同类服装、用同一体重计测量体重,时间安排在晨起、排尿后、早餐前最适宜。如1~2天内上升1.5千克,建议及时就诊调整药物,以免心力衰竭急性发作。

64. 如何为心力衰竭患者制订活动计划?

告诉患者运动训练的治疗作用,鼓励体力活动(心力衰竭症状急性加重期或怀疑心肌炎的患者除外),督促其坚持动静结合,循序渐进增加活动量。可根据心功能分级安排活动量。

65. 什么情况下会引起呼吸困难?

体力活动类型如上楼、步行、穿衣、洗漱、吃饭、讲话等都会引起呼吸困难。

66. 什么情况下需要拨打120?

持续胸痛且含服硝酸甘油无法缓解;严重且持续的呼吸困难;严重头晕或晕倒。

67. 心力衰竭患者出现什么情况需要去医院就诊?

呼吸困难加重、体力明显下降;常因憋气而醒来,需要抬高床头或垫更多枕头才能入睡;持续的心跳加速;心悸症状恶化;体重迅速增加;咳嗽恶化。

68. 心力衰竭患者多长时间随诊一次?

一般每月一次门诊随访,有不适及时就诊。

69. 心力衰竭患者发生气促、呼吸困难怎么办?

(1)取有利于呼吸的卧位如高枕卧位、半坐卧位、端坐位,使横膈下降,肺容量增加,减少呼吸困难;坐位或半坐卧位时两腿下垂,由于重力作用,下半身静脉血和水肿液回流减少,因而回心血量也减少,可使肺淤血和肺水肿程度减轻,改善呼吸困难。

(2)保持室内环境安静,空气清新及适当的温度、湿度,定时通风换气,多翻身、咳嗽、进行深而慢的呼吸。指导放松技巧,帮助减轻焦虑,减缓全身肌肉紧绷程度,改善呼吸形态。

(3)食用易消化和不易发酵的食品,预防便秘的发生,因肠内积气和便秘会使横膈上升而影响呼吸运动,便秘还造成排便用力,氧耗量增加,使呼吸困难加重。严重呼吸困难患者应给以流质、半流质饮食,以减轻由于咀嚼与吞咽而加重呼吸困难。维持水、电解质平衡与充足的热量,以预防脱水、呼吸道黏膜干燥、营养不良及呼吸肌疲劳的发生。肥胖者应控制饮食,减轻体重。

(4)病情允许时,鼓励患者下床活动,以增加肺活量。

70. 心血管病患者为什么会发生水肿?

水肿是指组织间隙的水分过多。心源性水肿是由于心脏功能减退而使每搏输出量不足。使有效循环血量减少,肾血流量减少,肾小球滤过率降低,继发性醛固酮增多,肾小管回吸收钠增加,引起钠与水的潴留以及静脉压增高,导致毛细血管静水压增高,组织液回流减少。水肿特点是首先出现于身体下垂部分,常伴有右心衰竭的其他表现,如颈静脉怒张、肝大、静脉压升高,严重时可出现胸水、腹水。

71. 水肿的护理措施有哪些?

(1)每天测量体重,时间安排在早餐前、排尿后,并尽量穿同一衣服称重,准确记录出入量。

（2）限制钠盐摄入：由于低盐饮食可引起食欲下降,可使用其他调味品如醋、糖、蒜等代替食盐；当烹调两个菜肴时,应将食盐集中放在一个菜中以免均分后使得每个菜都无味,在进餐时加在菜上使咸味较明显而增加食欲。除食盐外,其他含钠多的食品、饮料如发面食品、腌制食品、罐头、香肠、味精、啤酒、碳酸饮料等也应限制。

（3）应少量多餐并进食清淡、易消化的食物以免加重消化道水肿。

（4）安静休息可使心、肾负担减轻到最低限度,可利用靠背架或特制的床,并抬高下肢,以利静脉回流,为避免长时间取同一体位而感到疲倦,应及时协助患者变换体位。

（5）因水肿导致血液循环障碍而使皮肤冰冷苍白,应给予适度的保暖,如调整室温、加衣服、热敷等,因其可协助皮肤血管扩张,促进血液循环而达到利尿效果,但若有组织发炎时则不可热敷。

（6）水肿患者的皮肤、黏膜抵抗力减弱,弹性差,易感染和受损伤,每天至少应擦洗1次并涂爽身粉以保持皮肤干燥,应特别注意保持眼睑、口腔、阴部等地方的清洁。选择柔软衣服、寝室用品,以免皮肤擦伤。

（7）预防压疮：定时更换姿势或进行局部按摩,运用棉垫、枕头、气垫床等,避免水肿部位长期受压而产生压疮。

72. 心血管疾病患者为什么会出现咳嗽、咳痰或咯血的症状?

咳嗽是一种保护性反射动作。通过咳嗽反射能有效清除呼吸道内分泌物或进入气道内的异物。咳痰是借咳嗽动作将呼吸道内病理性分泌物排出口腔发热病态现象,咯血是指喉及喉以下呼吸道任何部位的出血,经口腔排出者。

73. 出现咳嗽、咳痰或咯血的护理措施有哪些?

（1）采取舒适姿势,如半坐卧位或坐位。

（2）保持室内空气新鲜、无烟,以除去呼吸道刺激因素。保持适当的温度、湿度,温度以 20～24 ℃为宜,湿度一般为 40%～50% 。

（3）喝少量温开水,湿润呼吸道,减少呼吸道刺激,缓解因咳嗽导致的不适。

（4）应避免摄取刺激性食物,如辛辣或产气食物。

（5）施行有效性咳嗽,先进行 5～6 次深呼吸,再深吸气后保持张口,然后浅咳至咽部,再迅速将痰咳出,或者缓缓吸气,同时上身前倾,咳嗽时腹肌收缩,腹壁内缩,1 次吸气,连续咳 3 声。

（6）保持口腔清洁,以免因咳痰导致口腔异味而影响食欲。

74. 过量服用洋地黄导致中毒的表现有哪些?

洋地黄中毒最重要的反应是各类心律失常,胃肠道反应如食欲下降、恶心、呕吐和神经系统症状(如头痛、倦怠、视力模糊、黄视、绿视)等。

75. 洋地黄中毒患者应如何处理?

立即停用洋地黄。低血钾者可口服或静脉补钾,停用排钾利尿药。

(六)瓣膜性心脏病

1. 什么是瓣膜性心脏病?

瓣膜性心脏病是由于炎症、黏液样变性、退行性改变、先天畸形、缺血性坏死、创伤等原因引起的单个或多个瓣膜结构(包括瓣叶、瓣环、腱索或乳头肌)的功能或结构异常,导致瓣膜口狭窄及(或)关闭不全的一类心脏病。

2. 瓣膜性心脏病最常受累的是哪些瓣膜?

以二尖瓣受累最为常见,其次是主动脉瓣。

3. 我国现在最常见的瓣膜性心脏病是哪一种?

风湿性瓣膜性心脏病是最常见的瓣膜性心脏病。

4. 何为风湿性瓣膜性心脏病?

风湿性瓣膜性心脏病简称风心病,是风湿热引起的风湿性心脏病所致的心瓣膜损害,主要累及 40 岁以下人群。

5. 如何控制风湿性心脏病的进展和恶化?

有效控制和预防风湿热活动,是延缓病情进展和恶化的重要措施之一。

6. 风湿性心脏病会引起二尖瓣和主动脉瓣怎样的病变?

会引起二尖瓣狭窄、二尖瓣关闭不全、主动脉瓣狭窄、主动脉瓣关闭不全。

7. 二尖瓣狭窄的病理解剖改变是什么样的?

可表现为瓣膜交界处粘连、瓣叶游离缘粘连、腱索粘连融合等。上述病变导致二尖瓣开放受限,瓣口面积减少,狭窄的瓣膜呈漏斗状,瓣口常呈鱼口状。瓣叶钙化沉积有时可延展累及瓣环,使瓣环显著增厚。慢性二尖瓣狭窄可导致左心房扩大及左心房壁钙化。

8. 成人的二尖瓣面积是多大?

正常成人二尖瓣口面积为 4~6 平方厘米。

9. 二尖瓣狭窄的临床表现有哪些?

(1)呼吸困难:是最常见的早期症状,劳累、精神紧张、性活动、感染、妊娠或心房颤动为其诱因。多先有劳力性呼吸困难,随狭窄加重,出现夜间阵发性呼吸困难和端坐呼吸。

(2)咳嗽:常见,尤其在冬季明显。表现为卧床时干咳,可能与支气管黏膜淤血水肿易引起慢性支气管炎,或左心房增大压迫左主支气管有关。

(3)咯血:可表现为血性痰或血丝痰。突然咯大量鲜血,常见于严重二尖瓣狭窄,可为首发症状。在二尖瓣狭窄合并心力衰竭时咯胶冻状暗红色痰。若发生急性肺水肿时咯粉红色泡沫样痰。

(4)声音嘶哑:较少见,由于扩大的左心房和肺动脉压迫左喉返神经所致。

10. 什么是二尖瓣面容?

二尖瓣面容即口唇及双颧骨发绀。

11. 二尖瓣狭窄的并发症有哪些?

二尖瓣狭窄的并发症有心房颤动、心力衰竭、血栓栓塞、肺部感染、感染性心内膜炎。

12. 二尖瓣狭窄可以手术吗?

介入和手术治疗为治疗本病的有效方法。当二尖瓣口有效面积<1.5平方厘米,伴有症状,尤其症状进行性加重时,应用介入或手术方法扩大瓣口面积,减轻狭窄。如果肺动脉高压明显,即使症状轻,也应及早进行干预。包括经皮二尖瓣球囊成形术、闭式分离术、直视分离术和人工瓣膜置换术等。

13. 二尖瓣关闭不全的治疗方法有哪些?

内科治疗包括预防风湿活动和感染性心内膜炎,针对并发症治疗。内科治疗一般为术前过渡措施,外科治疗为恢复瓣膜关闭完整性的根本措施,包括瓣膜修补术和人工瓣膜置换术。

14. 夏季瓣膜性心脏病患者该如何保健呢?

(1)饮水要适量:因为瓣膜性心脏病患者的心脏功能较正常人来说要差一些,如果喝水太多的话,则会增加血液容量,增加心血管的压力,从而使心脏的负担加重,严重的甚至会引起心力衰竭。

(2)劳逸结合:瓣膜性心脏病患者感到劳累时,一定要及时的休息,切勿强迫自己继续工作。可以在医师的指导下适当的运动,以不感疲乏、最高心率每分钟不超过120次的状态下最为合适。

(3)注意饮食:瓣膜性心脏病患者晚餐千万不可以吃得太饱,适可而止,不只是对于瓣膜性心脏病患者来说需要注意这一点,即使是身体健康的人群,也是需要注意这点。饮食中对于盐的摄取要适量,最好不要吃刺激性的食物,禁用茶、咖啡等饮料,禁止吸烟。在平时多吃些新鲜的瓜果类食物,多吃富含维生素的食物,减少动物脂肪的摄入。

(4)规律作息:瓣膜性心脏病患者一定要养成按时作息的好习惯,适当的休息,要养成午休的好习惯,但是时间要控制在1小时左右。晚上该休息的时候一定要按时休息,千万不可以熬夜。

(5)指标变化:瓣膜性心脏病患者平时要注意留心观察自己的脉搏、血压、面色、尿量、体重等各项指标的变化,晚上睡觉前注意留心观察自己的脚踝处是否有肿胀的状况发生。

(6)房间通风:室内每日至少通风两次,每次半小时,保持室内温度相对恒温,对于室内的床上用品,一定要做到勤洗勤换,注意房间的清洁卫生。

15. 老年性瓣膜性心脏病都有哪些危险因素?

(1)年龄:年龄是老年性瓣膜性心脏病的重要影响因素,随着年龄增加,瓣膜病会随之进展。

(2)性别:瓣膜性心脏病症状男性多见,单纯风湿性主动脉瓣狭窄少见,大多同时合并有关闭不全和(或)二尖瓣病变。

(3)高血压:有高血压史者危险性增加20%,可能与高血压易造成瓣环损伤,引起组织变性,加速了钙化过程有关。

(4)遗传:钙化性主动脉瓣狭窄具有家族聚集性发病特点。

(5)骨质脱钙:骨质脱钙异位沉积于瓣膜及瓣环可能是导致本病发生的原因之一,二尖瓣环、主动脉瓣沉积的钙盐可能主要来源于椎骨脱钙。

(6)其他:如超重、高低密度胆固醇血症、糖尿病等。

16. 人工生物瓣膜可以维持多久?

生物瓣膜的寿命取决于许多患者的可变因素和疾病状况。目前许多生产厂家都有换瓣15~20年以上没有进行再次手术的记录。当然每个人情况不同,所以要准确地预测任何一个患者的瓣膜或修复装置能维持多长时间几乎是不可能的。并且对于生物瓣膜,即便是需要更换,一般都会有相应的症状,允许医生安排择期手术。

17.瓣膜性心脏病的常见症状有哪些?

①呼吸困难、心悸、气短、疲乏和倦怠、无法平卧休息。②部分出现声音嘶哑、心悸、胸部疼痛、水肿、腹胀。③严重者出现咳嗽、咯血、昏厥。

18.瓣膜性心脏病会遗传吗?

瓣膜性心脏病不具遗传性。心脏瓣膜虽然并不会遗传,但是其带来的伤害比较大,严重的情况下会直接夺人生命。

19.瓣膜性心脏病需要终身用药吗?

视情况而定。①手术矫正效果较好,术后症状可得到明显改善,可以考虑停药。②进行机械瓣替换的患者需要终身服用华法林。

20.瓣膜性心脏病常用治疗药物有哪些?

(1)地高辛:对疾病的缓解作用是比较不错的。不过在使用这种药物的时候,有可能会出现不良反应。

(2)美托洛尔:能够快速地缓解异常症状,而且这种药物是比较安全的,一般不会出现不良反应。

(3)华法林:不仅能够缓解症状,而且对疾病的改善作用比较显著。但是使用需要仔细地进行计算,不然可能会危及生命。

21.瓣膜性心脏病常用治疗方法有哪些?

瓣膜性心脏病的治疗包括内科治疗、外科手术治疗和介入治疗。①内科治疗:利尿剂、地高辛、β受体阻滞剂、非二氢吡啶类钙拮抗剂、华法林、避免劳累和情绪激动、适当限制钠水摄入、预防感染。②外科手术治疗:人工心脏瓣膜置换术、瓣膜成形术。③介入治疗:经皮二尖瓣球囊成形术,是通过球囊张力的作用使二尖瓣粘连的交界部分离,瓣口面积扩大,从而解除机械梗阻,改善患者血流动力学状态。经皮主动脉瓣球囊成形术,不能耐受外科手术治疗,它作为主动脉瓣狭窄患者的瓣膜置换术前的过渡疗法,暂时改善血流动力学状态,为随后的瓣膜置换术提供条件。

22.超声心动图检查对二尖瓣狭窄有什么意义?

超声心动图检查是诊断二尖瓣狭窄重要的无创检查方法。

(1)M型超声显示前叶射血分数降低、A峰消失、后叶前向移动和瓣叶增厚,呈"城墙样"改变。

(2)二维超声显示舒张期前叶呈圆拱状、后叶活动度减小、交界处融合、瓣尖增厚和瓣口面积减小呈"鱼嘴样"。

(3)多普勒可测二尖瓣血流速度,计算跨瓣压差和二尖瓣口面积。彩色多普勒血流显像可实时观察二尖瓣狭窄的高速射流。经食管超声有利于检测左心房血栓。

23.X射线检查对二尖瓣关闭不全能确诊吗?

二尖瓣关闭不全,通过X射线检查是可以确诊的,通过X射线检查,能够快速、直观地了解到心脏大小,不过这种检查也是针对于轻度的二尖瓣关闭不全,早期一般可能没有明显的症状。如果患者的病情比较严重,这个时候应该检查左心房或者是左心室就能够看到有明显增大,严重时会推移和压迫到患者食管,也会影响进食,长时间的肺动脉高压或者是右心衰竭会引起右心室增大。

24.多普勒超声心动图能诊断风湿性心脏病吗?

风湿性心脏病是一种由于风湿活动影响了心脏瓣膜健康的心脏疾病,通过无创性的超声诊断,能够确定心脏瓣膜的病变程度,确定测定跨瓣膜的压力差、瓣膜开口面积、肺动脉压力等指标,并能够在很大程度上影响手术方案及评价手术的疗效,是风湿性心脏病检查方法中最为可靠,也是最为敏感的诊断手段。而在二维超声心动图上可以看到二尖瓣叶的前后叶距离变化以及开口面积变化。在M型超声中则可看到前叶与后叶的运动方向和城垛样改变。

25. 风湿性心脏病患者有必要做 X 射线检查吗?

有必要做,想要排除风湿性心脏病就应该做 X 射线检查,检查以后如果有严重的风湿性心脏病,那么左心室以及左心房会有明显增大情况,而且左心房还有可能会压迫到食管,右心衰竭的时候或者肺动脉高压的时候右心室也会变大,肺静脉会有淤血,还会有瓣环或者二尖瓣叶钙化。

26. 风湿性心脏病患者心电图有什么改变?

轻度二尖瓣关闭不全者心电图可正常。严重者可有左心室肥大和劳损;肺动脉高压时可出现左、右心室肥大。慢性二尖瓣关闭不全伴左心房增大者多有心房颤动。窦性心律者 P 波增宽且呈双峰形,提示左心房增大。

27. 放射性核素检查对风湿性心脏病患者有何意义?

放射性核素血池显像示左心房和左心室扩大,左心室舒张末期容积增加。肺动脉高压时,可见肺动脉主干和右心室扩大,可协助诊断风湿性心脏病。

28. 风湿性心脏病患者右心导管检查的意义是什么?

右心导管检查是指在 X 射线的指引下将心导管经过静脉插入右侧胸腔以及大血管的一种检测方式,它可以准确测量患者的中心静脉压、肺动脉压以及心脏输出量,对于判断患者的心脏健康状况以及血液循环情况有很大的帮助。这种检查常用于危重患者的生命体征检测,能够及时发现患者的异常现象,对于确保患者的生命安全有非常重要的意义。但是这种检查有一定的风险,所以检查之前我们要做好相应的准备措施,以尽量避免意外情况的发生。

患者在进行右心导管检查之前,应该向医生说明自己的病史,并且还要进行全面的体格检查,以确保身体没有右心导管检查的禁忌证。而且医生要和患者进行沟通,向患者说明检查的必要性及流程和风险,以消除患者的顾虑。而且在检查前我们还要进行碘过敏试验,以防止患者出现过敏反应。

对于心功能不全或者肾功能不全的患者来说,应该谨慎地进行这种检查,以免对心脏和肾脏造成不利影响。

29. 风湿性心脏病患者需要做哪些实验室检查?

在临床上对于风湿性心脏病的诊断,首先要进行实验室的检查,包括链球菌抗原试验阳性、链球菌抗体效价升高。同时要关注有无心脏病,可以进行心脏超声的检查,了解心脏瓣膜的受累情况。多发性的风湿性关节炎往往会累及关节的病变,也可以进行红细胞沉降率、C反应蛋白等急性反应物的检查,同时可以进行心电图检查,往往PR间期会延长。此外,临床上一些重要的体格检查也是非常重要,包括环形红斑、二尖瓣面容以及舞蹈病等,这些都是风湿性心脏病诊断的重要依据。

30. 风湿性心脏病患者有必要做心血管造影检查吗?

确诊风湿性心脏病要做心电图检查,还要做胸部的X射线检查以及超声心动图检查,患者的年龄超过了45岁,还需要做心血管造影检查,做心血管造影是可以确诊患者有没有冠状动脉的病变,患上风湿性心脏病是需要积极进行治疗的,不过具体的治疗方法需要根据患者的病情决定,治疗期间多注意休息。

31. 什么是感染性心内膜炎?

心内膜炎是心脏内膜表面的微生物感染,伴赘生物形成。赘生物为大小不等、形状不一的血小板和纤维素团块,内含大量微生物和少量炎症细胞。心瓣膜为最常受累的部位。

32. 感染性心内膜炎如何分型?

根据病程可将感染性心内膜炎分为急性和亚急性。

33. 感染性心内膜炎病因是什么?

(1)病原体入侵血液:引起菌血症或败血症并攻击心内膜。

(2)心脏瓣膜异常:有利于病原微生物的定植。

(3)压制防御机制:肿瘤患者使用细胞毒性药物和免疫抑制剂治疗器官移植患者。

34. 感染性心内膜炎临床表现有哪些?

(1)全身性感染发热最常见,常呈原因不明的持续发热1周以上,不规则低热,多在37.5~39.0℃,也可为间歇热或弛张热,伴有乏力、盗汗、进行性贫血、脾大,晚期可有杵状指。

(2)心脏表现固有的心脏病的体征,由于赘生物的增长或脱落,瓣膜、腱索的破坏,杂音多变或出现新的杂音。若无杂音时也不能除外心内膜炎存在,晚期可发生心力衰竭。当感染波及房室束或室间隔,可引起房室传导阻滞及束支传导阻滞,心律失常少见,可有期前收缩或心房纤颤。

(3)栓塞现象及血管病损。

35. 感染性心内膜炎并发症有哪些?

(1)心脏并发症:心力衰竭为最常见的并发症,其次可见心肌脓肿、急性心肌梗死、心肌炎和化脓性心包炎等。

(2)细菌性动脉瘤:占3%~5%,受累动脉依次为近端主动脉、脑、内脏和四肢动脉,一般见于病程晚期,多无症状。

(3)迁移性脓肿:常发生于肝、脾、骨髓和神经系统。

(4)神经系统并发症:约1/3患者有神经系统受累的表现,如出现脑栓塞、脑细菌性动脉瘤、脑出血、中毒性脑病、脑脓肿和化脓性脑膜炎等。

(5)肾脏并发症:大多数患者有肾损害,包括肾动脉栓塞、肾梗死、肾小球肾炎和肾脓肿等。

36. 感染性心内膜炎体温过高怎么办?

(1)发热护理:高热患者卧床休息,病室的温度和湿度适宜。可采用冰袋或温水擦浴等物理降温措施,动态监测体温变化情况,每4~6小时测量体温一次并准确绘制体温曲线,判断病情进展及治疗效果。出汗较多时可在衣服与皮肤之间垫以柔软毛巾,便于潮湿后及时更换,增加舒适感。

(2)饮食护理:进行清淡、高蛋白、高热量、高维生素、易消化的饮食,以补充发热引起的机体消耗。多饮水,做好口腔护理。

(3)应用抗生素的护理:遵医嘱应用抗生素治疗。

37. 感染性心内膜炎如何进行休息与活动?

以卧床休息为主,避免劳累。心脏超声显示有巨大或疏松赘生物时应绝对卧床休息,防止赘生物脱落引起栓塞。护士协助做好生活护理,保持病室及床单的清洁,必要时在护士协助下做被动肢体活动。

38. 感染性心内膜炎的用药指导与检查指导是什么?

应严格遵医嘱按时、按量、按疗程使用抗生素,以维持稳定的血药浓度,不要随意更改使用时间。一般疗程为4~6周。积极配合治疗。

血培养为确诊本病的主要检查手段,抽血量相对较多,且需反复多次抽血,但对身体基本无损害,请不必担心。还需注意体温变化,每日测4次体温。

39. 心内膜炎需要做什么检查?

心内膜炎需要通过心电图检查、CT检查、血培养检查等相关的检查来确诊。

如果患者出现了头痛、发热的症状,怀疑是心内膜炎引起的,需要到正规医院的心血管内科进行相关的检查,比如心电图检查、CT检查、血培养检查等。

一旦确诊为心内膜炎,患者需要在医生的指导下,通过药物治疗或者手术治疗的方式来控制病情的发展。

40. 心内膜炎发生时,血液检查有什么异常?

常见的血象为进行性贫血,多为正细胞性贫血与白细胞增多,中性粒细胞升高,红细胞沉降率增快,C反应蛋白阳性。当合并免疫复合物介导的肾小球肾炎、严重心力衰竭或缺氧造成红细胞增多症时,血清球蛋白常常增多,甚至白蛋白、球蛋白比例倒置。免疫球蛋白升高,γ球蛋白升高,循环免疫复合物增高及类风湿因子阳性。

41. 患者,男性,50 岁,反复发热 1 周,有没有必要做血培养?

血细菌培养阳性是确诊感染性心内膜炎的重要依据,凡原因未明的发热、体温升高持续在 1 周以上,且原有心脏病者,均应积极反复多次进行血培养,以提高阳性率,若血培养阳性,还应做药敏试验。

42. 心内膜炎做尿液检查会出现蛋白尿吗?

会的。尿常规有红细胞,发热期可出现蛋白尿。

43. 患有心内膜炎,心电图会有什么改变?

由于心肌可以同时存在多种病理改变,因此可能出现致命的室性心律失常。房颤提示房室瓣反流。完全房室传导阻滞、右束支传导阻滞、左前或左后分支传导阻滞均有报道,提示心肌化脓灶或炎症反应加重。

44. 心内膜炎有必要做超声心动图检查吗?

非常有必要,超声心动图检查能够检出直径大于 2 毫米以上的赘生物,因此对诊断感染性心内膜炎很有帮助。此外在治疗过程中超声心动图还可动态观察赘生物大小、形态、活动和瓣膜功能状态,了解瓣膜损害程度,对决定是否做换瓣手术有参考价值。该检查还可发现原有的心脏病。

45. 怎么才能确诊心内膜炎?

心内膜炎的诊断首先是进行心脏彩超,其为最好的诊断方法。心脏彩超可以观察到心脏瓣膜处有赘生物形成,此赘生物大部分是合并细菌的赘生物,会存在细菌、炎症细胞、纤维素、血小板,但是有时做彩超不一定能够观察到很小的栓子。另外对于其他检查,比如心脏 CT、核磁共振能够进行辅助参考。

患有感染性心内膜炎时,需要做血液细菌培养,明确细菌类型。常见的感染性心内膜炎,一般革兰氏阳性菌感染较多,比如链球菌、金黄色葡萄球菌等。医生在进行细菌培养时,需要做血培养加药敏试验。另外对于感染性心内膜炎需要明确患者的基础情况,比如对于体质非常差的患者需要做全身调整。抗生素治疗是非常重要的治疗,需要长时间、足量治疗。

46. 心内膜炎血培养怎么做?

血培养是诊断菌血症和感染性心内膜炎最重要的方法。培养阳性率可达95%以上。未治疗亚急性患者在第1日间隔1小时采血,一共3次。对于已用过抗生素的患者要停药2~7天以后进行采血,住院3小时之后每隔1小时采血1次,共取3次血液标本后开始治疗。

47. 亚急性心内膜炎血培养标本采血量是多少?

亚急性感染性心内膜炎,如果做血培养,标本的采血量一般都是10~15毫升。也就是采集静脉血10~15毫升,就可以做血培养。在采集的过程中有一些注意事项:针头注射器试管和抗凝剂,一定要选择的。再就是要求标本要隔绝空气,血培养标本要防止污染。其他的,如生化标本要注意空腹采集。对于同时抽取不同种类的血标本时,一般注入容器的顺序是血的培养瓶、抗凝管等。对于亚急性感染性心内膜炎做血培养,一定要注意严格的无菌操作,抽血量是10~15毫升。

(七)先天性心脏病

1. 什么是先天性心脏病?

先天性心脏病是在胚胎发育时期(怀孕初期2~3个月内),由于心脏及大血管形成障碍或出生后应自动关闭的通道未能闭合(在胎儿属正常)而引起的一组心脏局部解剖结构异常的疾病。

2. 先天性心脏病的常见症状有哪些?

①经常感冒,反复呼吸道感染,易患肺炎。②生长发育差、消瘦、多汗。

③吃奶时吸吮无力、喂奶困难,或婴儿拒食、呛咳,平时呼吸急促。④儿童诉说易疲乏、体力差。⑤口唇、指甲发绀或者哭闹或活动后发绀,杵状指(趾)。⑥喜欢蹲踞、晕厥、咯血。⑦听诊发现心脏有杂音。

3. 先天性心脏病常用检查方法有哪些?

①一般检查:症状、体征、心电图和超声心动图。②影像检查:三维 CT 检查、心导管检查或心血管造影。

4. 诊断先天性心脏病最好的无创性检查方法是不是心脏超声?

心脏彩超结果可以诊断是否为先天性心脏病。先天性心脏病是由于在胎儿期心脏血管发育异常而致的心脏血管畸形,是小儿时期最常见的心脏病。近 20 多年来由于先进的现代检查技术的发展(如心导管术、心血管造影术、彩色多普勒超声心动图和核素心血管造影等)及低温麻醉、体外循环和心脏外科手术的进展,很多常见的先天性心脏病能得到准确的诊断与根治,部分复杂的心脏畸形也可以进行手术治疗。

5. 先天性心脏病常用治疗方法有哪些?

①手术治疗:可分为根治手术、姑息手术、心脏移植 3 类。②介入性治疗:球囊扩张术、经导管封堵术。

6. 先天性心脏病常用治疗药物有哪些?

①抗凝药:华法林、双香豆素、硝酸香豆素。②利尿剂:氢氯噻嗪、卡托普利。③扩张血管的药:复方丹参片、血塞通、银杏叶片。

7. 先天性心脏病会遗传吗?

先天性心脏病会遗传。遗传因素仅占 8% 左右,而绝大多数则为环境因素造成。例如,妇女妊娠时服用药物、感染病毒、环境污染、射线辐射等都会使胎儿心脏发育异常。尤其妊娠前 3 个月感染风疹病毒,会使胎儿患上先天性心脏病的风险急剧增加。

8. 先天性心脏病需要终身用药吗?

视情况而定。①先天性心脏病如果发现及时,在年幼的时候做了手术,一般都不需要继续吃药。②如果发现晚,或没有手术,造成心力衰竭就需要吃药。

(八)晕厥

1. 什么是晕厥?

晕厥是短暂的发作性和自限性意识丧失及肌张力丧失。发生机制是短暂性全脑灌注低下,多发生于直立性低血压、心律失常和双侧颈内动脉供血不足。

2. 晕厥的常见症状有哪些?

①突然感到头昏、恍惚、视物模糊或两眼发黑、四肢无力,随之意识丧失,摔倒在地,几分钟后恢复如常,起立行走,也有的半小时以内可有全身乏力感。②快晕倒时,没有意识丧失,及时蹲下,症状很快消失。③心率减慢或增快,血压下降,面色苍白,可出冷汗。

3. 晕厥会遗传吗?

晕厥不具遗传性。

4. 晕厥常用治疗药物有哪些?

①甘露醇注射液;②单唾液酸四己糖神经节苷脂钠注射液。

5. 晕厥需要终身用药吗?

无须终身用药。如果没有找到晕厥的原因,乱吃药不仅不能治疗,还可能加重病情。

6.晕厥常用检查方法有哪些?

(1)体格检查:测量脉搏、心率、血压,同时注意有无面色苍白,呼吸困难,周围静脉曲张。

(2)辅助检查:心电图检查、血电解质、血常规、肝肾功能检查、心电监测、超声心动检查、心内刺激的电生理描记。

(3)特殊检查:自主神经功能检查、脑电图,头颅 CT 或 MRI 检查、动脉血气和血糖测定。

7.发生晕厥怎么处理?

急救处理。无论何种原因引起的晕厥,要立即将患者置于平卧位,取头低脚高位,松开腰带,保暖。目击者也可从下肢开始做向心性按摩,促使血液流向脑部;同时可按压患者合谷穴或人中穴,通过疼痛刺激使患者清醒;晕厥患者清醒后不要急于起床,以避免引起再次晕厥;如考虑患者有器质性疾病,在进行现场处理后如低血糖患者给予补充糖分、咳嗽晕厥的予以止咳等,要及时到医院针对引起晕厥的病因进行治疗。

8.什么是心源性晕厥?

因心排血量骤减、中断或严重低血压而引起脑供血骤然减少或停止而出现的短暂意识丧失,常伴有肌张力丧失而跌倒的临床征象。近乎晕厥指一过性黑矇,肌张力降低或丧失,但不伴意识丧失。一般心脏供血暂停3秒以上即可发生近乎晕厥;5秒以上可发生晕厥;超过10秒可出现抽搐,称阿-斯综合征(Adams-Stokes syndrome)。心源性晕厥的常见病因包括严重心律失常(如病窦综合征、房室传导阻滞、室性心动过速)和器质性心脏病(如严重主动脉瓣狭窄、梗阻性肥厚型心肌病、急性心肌梗死、急性主动脉夹层、心脏压塞、左房黏液瘤)。晕厥发作时先兆症状常不明显,持续时间短。大部分晕厥患者预后良好,反复发作的晕厥是病情严重和危险的征兆。

9.何谓心源性猝死?

心源性猝死(sudden cardiac death,SCD)一直以来都是造成人群死亡的第一位原因,尤其是经济发达的地区。SCD 患者通常在症状出现 1 小时内,由于心脏原因导致的自然死亡,多以突然的意识丧失为表现,许多院外死亡也被研究者归类为 SCD。

10. 如何预防心源性猝死?

预防的关键是在高危患者发生心搏骤停事件前被识别,植入 ICD 避免发生心源性猝死。在一级预防实验中,ICD 减低 SCD 高危患者死亡率达到 50%。

11. 心源性猝死的高危人群有哪些?

高危人群为左室射血分数<30%、有晕厥前兆或晕厥史、非持续性室速。

12. 什么是直立倾斜试验?

直立倾斜试验是一项用于检查静脉血管是否正常的辅助检查方法。在血管迷走性晕厥患者,由平卧位变成倾斜位时,身体下部静脉的血流淤积程度较健康人更为显著,回心血量突然过度减少,左室强力收缩,刺激左室后下区的机械感受器 C 纤维,由此感受器产生强烈冲动传至脑干,反射性引起交感神经活性降低,迷走神经兴奋亢进,导致心率减慢和外周血管扩张,心排血量减少,血压下降,发生晕厥。通过此项检查可以判断相应的病症。

13. 直立倾斜试验异常反应有哪些?

(1)直立性心动过速综合征:心率增加大于 30 次/分或脉搏持续 120 次/分,多主诉有心悸、乏力、晕厥前兆。

(2)直立性低血压:收缩压降低至少 20 毫米汞柱或舒张压降低至少 10 毫米汞柱。

(3)血管迷走性晕厥:通常表现为血压突然下降并伴有症状,多发生于倾斜试验开始 10 分钟以上,常伴有心动过缓。血压下降和心率减慢可不完全平行,以心率减慢为突出表现者为心脏抑制型,以血压下降为突出表现者,心率轻度减慢为血管抑制型,心率和血压均明显下降者为混合型。

（4）自主神经功能异常:收缩压和舒张压即刻且持续降低而心率无明显增长,导致意识丧失,多伴有多汗、便秘、怕热等自主神经功能紊乱的表现。

（5）心理因素反应:有症状而没有相应的心率、血压变化。

（6）脑性晕厥:在倾斜试验中脑血管超声检查提示脑血管收缩,而无低血压或心动过缓。需要检查的人群为血管异常者,用于评价晕厥。

14. 哪些疾病适合倾斜试验检查?

阿-斯综合征、老年人低血压、小儿窦性心动过缓。

15. 在直立倾斜试验中会出现哪些症状?

试验过程中会出现血管迷走性晕厥、迷走神经兴奋、意识丧失、血压下降、恶心呕吐、大汗淋漓、心悸、心率增快等症状。

16. 直立倾斜试验的注意事项是什么?

（1）不合宜人群:①心脑血管病,主动脉瓣狭窄或左室流出道狭窄所致晕厥者,重度二尖瓣狭窄伴晕厥者,已知有冠状动脉近端严重狭窄的晕厥患者,严重脑血管病变的晕厥患者。②妊娠。③患者拒绝。

（2）检查前准备:受试前禁食 4 小时,备以除颤器及抢救药物。

17. 直立倾斜试验检查有哪些要求?

试验时要求:若为首次试验,需停用心血管活性药物 5 个半衰期以上,检查前输注普通生理盐水。若为评价药物疗效,重复试验时应安插在同一时刻,以减少自主神经昼夜变化所致的误差,并尽量保持药物剂量、持续时间等其他试验条件的一致。试验过程中,应连续监测心率、血压,并进行记录。

（九）心肌病及心包疾病

1. 什么是心肌炎?

心肌炎是各种病因引起的心肌炎症性病变。病因中以引起肠道和上呼吸道感染的各种病毒感染最为多见。

2. 心肌炎的常见症状有哪些？

少数：完全无症状。

轻者：发热、咳嗽、腹泻。

重者：严重心律失常、心力衰竭、心源性休克甚至死亡。

3. 心肌炎会遗传吗？

不具有遗传性。

4. 心肌炎需要终身用药吗？

视情况而定。①普通心肌炎经过抗炎、抗病毒治疗，就会慢慢恢复正常的。这种情况下就不需要长期吃药。②严重心肌炎经过治疗后遗留有心肌缺血及心功能下降，就需要长期吃药维持。

5. 心肌炎常用治疗药物有哪些？

①针对心肌（常用）：高浓度大剂量的维生素C、泛癸利酮。②合并心力衰竭及心源性休克：洋地黄、血管扩张剂、利尿剂。③心律失常：洋地黄治疗有效，给予直流电复律。④完全性房室传导阻滞：安置心内膜起搏器。⑤肾上腺皮质激素和免疫抑制剂。⑥改善心肌营养和代谢：维生素C、辅酶A、三磷腺苷、环磷酸腺苷。⑦抗病毒、调节免疫治疗：牛磺酸片、吗啉胍、金刚烷胺、地塞米松。

6. 心肌炎常用检查方法有哪些？

①生物学标志物；②病原学检测，如外周血清病毒抗体及聚合酶链反应检测；③心电图；④超声心动图；⑤心脏磁共振；⑥心内膜心肌组织活检。

7. 心肌炎常用治疗方法有哪些？

①适当体育锻炼。②心力衰竭的治疗：药物治疗、机械辅助治疗两方

面。③心律失常的治疗:病因治疗、药物治疗、非药物治疗3方面。④免疫调节剂的应用。⑤免疫吸附疗法。⑥抗病毒治疗。⑦其他护心治疗。

8. 心肌炎常见的病原体是什么?

肠道病毒:柯萨奇病毒 A 组和 B 组,埃可病毒,脊髓灰质炎病毒,流感病毒。

9. 心肌炎常见发病季节及年龄是什么?

以秋冬季节多见,可发生于任何年龄。

10. 什么是病毒性心肌炎?

心肌炎是由各种感染因素引发的心肌细胞、心内膜、血管以及心包脏层的炎症反应。病毒性心肌炎是由于病毒(尤其是柯萨奇病毒 B 组)侵犯心脏引起的局限性或弥漫性的急性或慢性心肌炎性病变的疾病。病变可累及心包或心内膜,其病理特征为心肌细胞的变形、坏死。

11. 病毒性心肌炎的临床表现有哪些?

患者症状轻重差别很大,病情轻的患者可能没有症状,病情较重的患者往往表现出发热、乏力、肌肉酸痛、心悸、胸闷、胸痛、呼吸困难等,甚至可以发生晕厥、猝死、各种类型的心律失常。

12. 病毒性心肌炎的诊断有哪些?

病毒性心肌炎的诊断,主要为临床诊断感觉典型的前驱感染史的临床表现以及体征、心电图、心肌酶学检查或超声心动图显示心肌损伤的证据,但是其确诊有赖于心内膜心肌活检。

13. 病毒性心肌炎的治疗方法有哪些?

病毒性心肌炎没有特异性的治疗,主要针对左心功能不全的支持治疗为主。①注意休息和饮食,应尽早卧床休息,减轻心脏负荷,进食易消化、富含蛋白质的食物。②抗病毒治疗,主要用于疾病的早期。③营养心肌,急性心肌炎时应用自由基清除剂,包括静脉注射或者口服维生素 C、辅酶 Q10、ATP、肌酐等。④糖皮质激素,不常规使用,对其他治疗效果不佳时,可以考虑在发病后 10~30 天使用。⑤对症治疗,当出现心源性休克、心力衰竭、缓慢心律失常、快速心律失常时,进行相应的处理。

14. 病毒性心肌炎治疗后多久可以参加运动?

如果心肌炎发病时病情较轻,只要治疗以后症状消失,一般休息 1 个月以上就可以逐渐开始运动。刚开始运动不能太剧烈,要循序渐进,逐渐恢复正常。如果病毒性心肌炎在发病时病情比较严重,特别是重度心肌炎,引发了严重的并发症,像出现了心力衰竭或者三度房室传导阻滞,一般运动要在 4 个月以后,完全恢复正常运动则需要半年以上的时间。

15. 病毒性心肌炎患者实验室检查有何改变?

(1)白细胞可轻度增高,1/3~1/2 病例红细胞沉降率轻至中度增快。

(2)急性期或慢性心肌炎活动期可有谷草转氨酶(GOT)、乳酸脱氢酶(LDH)、肌酸激酶(CK)及肌酸激酶同工酶(CK-MB)增高,部分患者血清转氨酶、肌酸激酶增高,反映心肌坏死。

(3)血清心肌肌钙蛋白 I(cTnI)或肌钙蛋白 T(cTnT)增高(以定量测定为准)有较大价值。

(4)血浆肌红蛋白,心肌肌凝蛋白轻链亦可增高,表明心肌坏死,其增高程度常与病变严重性呈正相关。

(5)尚发现病毒性心肌炎者红细胞超氧化物歧化酶(SOD)活性低下。病毒性心肌炎白细胞免疫测定,常发现外周血中自然杀伤(NK)细胞活力降低,α 干扰素效价低下,而 γ 干扰素效价增高,E 花环及淋巴细胞转化率降低,血中总 T 细胞(OKT_3)、T 辅助细胞(OKT_4)及抑制 T 细胞(OKT_8)低于正常,而 OKT_4/OKT_8 比率不变,补体 C_3 及 CH_{50} 降低,抗核因子、抗心肌抗体、类风湿因子、抗补体抗体阳性率高于正常人。

16. 病毒性心肌炎患者心电图有什么改变?

(1)ST-T变化:T波倒置或降低常见,有时可呈缺血性T波变化;ST段可有轻度移位。

(2)心律失常:除窦性心动过速与窦性心动过缓外,异位心律与传导阻滞常见,房性、室性、房室交接性期前收缩均可出现,约2/3患者以室性期前收缩为主要表现,室上性或室性心动过速比较少见,心房颤动与扑动也可见到,扑动相对较少见,上述各种快速心律可以短阵屡发,也可持续不止,心室颤动较少见,但为猝死的原因,一至三度窦房、房室、束支或分支传导阻滞都可出现。

17. 心电图对病毒性心肌炎诊断敏感性高不高?

心电图对本病诊断敏感性高,但特异性低,以心律失常尤其是期前收缩为最常见,其中室性期前收缩占各类期前收缩的70%,其次为房室传导阻滞(AVB),以一度房室传导阻滞多见,一般在治疗后1~2周内恢复正常,二度和三度AVB并不少见,有时伴有束支传导阻滞,多表明病变广泛,多数传导阻滞为暂时性,经1~3周后消失,但少数病例可长期存在。

18. 病毒性心肌炎患者有必要做X射线检查吗?

有必要,约1/4患者有不同程度心脏扩大,搏动减弱,其扩大程度与心肌损害程度一致,有时可见心包积液(病毒性心肌心包炎),严重病例因左心功能不全有肺淤血或肺水肿征象。

19. 病毒性心肌炎患者超声心动图有何变化?

(1)心脏增大:常呈普遍性增大,但也可以左室或右室增大为主,取决于病毒累及心室病变的严重程度和范围,心室壁搏动减弱,多呈普遍性减弱,若为局灶性或局限性心肌炎,则可表现为区域性室壁运动异常,表现为运动减弱、运动消失甚至矛盾运动,在中老年患者需与冠心病鉴别。

(2)可有左室收缩和(或)舒张功能障碍,表现为心排血量降低,射血分数降低,短轴缩短分数减小,室壁运动减弱,收缩末期和(或)舒张末期左室内径增大,二尖瓣 E 峰降低,A 峰增大,A/E 比值增大,舒张期左室高峰充盈率下降,高峰充盈时间延长和心房收缩期充盈量增加等。

(3)由于有心肌细胞坏死,纤维化和炎症细胞浸润,因此心肌回声反射与正常心肌不同,可表现为心肌回声反射增强和不均匀性,但缺乏特异性,上述改变也可见于各种心肌病。

(4)其他改变包括室壁暂时性增厚,与暂时性间质水肿有关,有时可见室壁附壁血栓。

20. 放射性核素检查对病毒性心肌炎有何意义?

2/3 患者可见到左室射血分数降低,应用^{201}铊(^{201}Tl)和^{99m}锝(^{99m}Tc)-MIBI 心肌灌注显像,对了解病毒性心肌炎是局灶性还是弥漫性心肌坏死有一定价值,晚期开展^{111}铟(^{111}In)标记单克隆抗肌凝蛋白抗体显像来检查心肌坏死情况,有较高的敏感性(100%),但缺乏特异性(58%),核素^{67}镓(^{67}Ga)显影诊断病毒性心肌炎也有较高的敏感性,此外,通过放射性核素门电路心血管造影可以评估心功能状态和损伤程度,核素心肌显像属无创性检查,易被患者接受,有较高敏感性。

21. 病毒性心肌炎患者做病原学检查的目的是什么?

目前应用较为广泛的是通过双份血清中特异性病毒抗体测定,以证实病毒性心肌炎,临床上常用的有以下几种。

(1)病毒中和抗体测定:取急性期病初血清与相距 2~4 周后第 2 次血清,测定同型病毒中和抗体效价,若第 2 次血清效价比第 1 次高 4 倍或 1 次≥1∶640,则可作为阳性标准,若 1 次血清达 1∶320 作为可疑阳性,如以 1∶32 为基础者则宜以≥256 为阳性,128 为可疑阳性。

(2)血凝抑制试验:在流感流行时,为了明确流感病毒与心肌炎的关系,可用血凝抑制试验检测患者急性期及恢复期双份血清流感病毒的抗体效价,若恢复期血清较早期抗体效价≥4 倍,或 1 次≥1∶640 为阳性,此外,尚有人用酶联免疫吸附试验法检测特异性 IgM 及 IgG,也可能有所帮助。

(3)病毒特异性 IgM：以 ≥1∶320 者为阳性，若同时有血中肠道病毒核酸阳性者更支持有近期病毒感染。

22. 什么是暴发性心肌炎？

暴发性心肌炎主要是由病毒感染诱发，是以心肌组织严重水肿和功能障碍为特征的疾病，是最为严重的类型。心肌炎恶化迅速，可致顽固性休克、致死性心律失常，病死率较高，而且以猝死为主。

23. 暴发性心肌炎的诱因是什么？

暴发性心肌炎的诱因具体为柯萨奇病毒、埃可病毒、流感病毒等。如果患者在感染心肌炎后没有及时进行治疗，容易出现暴发性心肌炎。

24. 爆发性心肌炎的原因是什么？

40%~80% 的心肌炎是由感冒、上呼吸道感染引起的。

25. 暴发性心肌炎的临床症状有哪些？

暴发性心肌炎患者一般发生在病毒性感冒之后的 1~3 周内，可能出现气促、呼吸困难、胸闷、胸痛、心悸、头晕、极度乏力、食欲下降这些症状。在进行体育活动或者体力劳动的时候，症状可能加重，甚至出现晕倒。部分患者可以迅速发生急性左心衰竭或者心源性休克。暴发性心肌炎患者还可同时出现多器官功能损伤或者多器官功能障碍，包括肝肾功能异常、凝血功能异常及呼吸系统受累。

26. 暴发性心肌炎怎么治疗？

患者严格卧床休息，然后进行营养支持，应用营养心肌的药物，减轻心脏负荷，保护胃黏膜，积极进行抗感染以及抗病毒治疗，还可应用糖皮质激素类的药物，包括地塞米松、氢化可的松或者是泼尼松。总的来说就是抗炎、抗病毒、营养心肌、改善心肌代谢。严重心肌炎伴有心脏扩大者，应休息6个月至 1 年，直到临床症状完全消失。暴发性心肌炎伴有房室传导阻滞或心源性休克者可以应用激素,及时应用临时起搏器、主动脉内球囊反搏。目前对于暴发性心肌炎强调早期应用心肺联合辅助治疗,大大提高了生存率。

27. 什么是扩张型心肌病?

扩张型心脏病是最常见的一种原发性心肌疾病,因为左心室或者双心室扩大,伴随有收缩功能障碍,患者出现心脏增大、心律失常、心力衰竭以及栓塞等。扩张型心肌病的发生与病毒感染、炎症反应等有关,也可能有家族遗传的倾向。对于扩张型心肌病,患者表现为心悸、气短、乏力、水肿等,要根据心力衰竭和心律失常等相应的表现给予治疗,其中包括利尿剂、血管扩张剂,改善心室重构的药物有 β 受体阻滞剂、诺欣妥、螺内酯等。对于病情严重并且有适应证的患者,也可以选择植入三腔起搏器。

28. 扩张型心肌病怎么治疗?

扩张型心肌病治疗上需要用使心脏缩小的药物,常用 β 受体阻滞剂、血管紧张素转化酶抑制剂或者血管紧张素受体阻滞药类药物、醛固酮拮抗剂,长期使用会使心脏回缩。另外,因为不明原因,后果是引起心力衰竭,所以这类患者如果出现心力衰竭,还会引起心律失常,特别严重的患者可能需要安装起搏器,包括应用除颤器,即埋在体内的电复律除颤器,专业术语将其称为安装 ICD 或者 CRT 治疗。

29. 扩张型心肌病的检查有哪些?

扩张型心肌病是由于各种因素而导致心肌的不可逆的收缩及舒张功能减退。扩张型心肌病的各个心腔比正常人要明显扩大。

30. 扩张型心肌病注意事项有哪些?

扩张型心肌病最终会引起心律失常,因此在日常生活中要注意以下几点:①一定要严格控制药物治疗原发疾病,比如病毒性心肌炎的治疗。②一定避免感冒、出现感染,否则会加重扩张型心肌病,甚至诱发急性心力衰竭。③要控制心律失常,比如平时出现的房颤。④要控制饮水量,不要喝太多的水或者不要输液太快。⑤不要剧烈地活动或者情绪激动。⑥一定要按时吃药,不要随便停药。⑦控制好情绪,养成良好的作息习惯,如果感觉不舒服要及时就医。

31.心肌桥是怎么回事?

心肌桥是指一种先天性位置发育异常的心肌纤维,该束心肌纤维异常覆盖了某段冠状动脉,如同"桥"一样位于冠状动脉之上。通常,冠状动脉走行于心肌表面,心外膜下面的结缔组织中,如果某一段冠状动脉位置出现异常,走行于心肌内,这一束心肌纤维就被称为心肌桥。心肌桥可能会导致一系列心血管异常症状,甚至心肌梗死或猝死。

32.心肌桥的治疗方法有哪些?

对于心肌桥,目前无特异性治疗方法。主要通过药物改善或者选择介入、手术等方式治疗,并避免使用硝酸酯类及正性肌力药物。一般治疗应卧床休息、清淡饮食、适当活动、避免情绪紧张导致心率加快。药物治疗:若突然发生胸痛,需及时就医诊断,排除心肌梗死、主动脉夹层等急症。诊断结果若发现是由于心肌桥引起的壁冠状动脉受压而导致的心肌缺血,可以通过服用β受体阻滞剂(美托洛尔、比索洛尔)和非二氢吡啶类钙拮抗剂(维拉帕米、地尔硫䓬)来有效缓解心肌桥导致的症状。对于药物治疗效果不佳的表浅心肌桥,可以做肌桥松解术。

33.什么是梗阻性肥厚型心肌病?

梗阻性肥厚型心肌病与遗传有关,约1/3有家族史,左室不对称性肥厚,以室间隔肥厚为主。所以在室间隔部,通常在流出道部位的梗阻更加明显。

34.梗阻性肥厚型心肌病有哪些临床表现?

①呼吸困难:多在劳累后出现,是由于左心室顺应性降低,室间隔伴随的二尖瓣关闭不全,舒张末期左心室压力增高,继而肺静脉压升高,肺淤血,导致呼吸困难。②心前区痛:多在劳累后出现,似心绞痛,但可不典型,是由

于肥厚的心肌需氧增加而冠状动脉供血相对不足所致。③乏力、头晕与晕厥：活动或情绪激动时由于交感神经作用使肥厚的心肌收缩加强，加重流出道梗阻，心排血量骤减而引起症状。④心悸：由于心功能减退或心律失常所致。⑤心力衰竭：晚期患者心肌纤维化广泛，心室收缩功能减弱，易发生心力衰竭与猝死。

35. 肥厚型心肌病的三大典型信号是什么?

（1）运动后出现胸痛和黑矇是肥厚型心肌病的典型信号。运动过程中人体需要更多的血液来供应，若本身有心脏病变，运动会造成左室流出道通路越来越窄，血液供应不足，患者出现晕厥、猝死的现象。

（2）饱饭后心脏不适是肥厚型心肌病的典型症状。吃完饭后，身体内的血液会向胃肠道分流，此时身体相当于做了一次中等强度的运动，需要更多的血液供应，这就易使心脏发生梗阻，出现饭后胸闷、心悸等症状。

（3）常感疲劳是肥厚型心肌病的典型症状。心脏供应全身血液，出现供应不足时，会使全身处于缺氧的状态，导致身体疲乏、劳累。

36. 肥厚型心肌病患者的治疗方法是什么?

肥厚型心肌病患者，如果梗阻不是很严重可使用美托洛尔药物治疗；一些特殊的患者，可在内科做无水酒精射频消融术；严重的患者可采取外科室间隔部分切除术，缓解肥厚型心肌病带来的身体损伤。

37. 肥厚型心肌病能植入心律转复除颤器吗?

必须由专门的医生进行判断，一般植入心律转复除颤器指征为心搏骤停的幸存者、冠状动脉疾病、肥厚型心肌疾病、晕厥史伴有室速者。

38. 什么是心肌淀粉样变?

心肌淀粉样变是一种心肌功能紊乱的疾病，在心肌组织内沉积有能被苏木精-伊红均匀染色的淀粉样蛋白质。

39. 心肌淀粉样变的常见症状有哪些?

头晕、乏力、劳累后心悸、气急、颈静脉怒张、心尖搏动减弱、心音降低、心率增快、肝大、四肢凹陷性水肿、肺水肿,严重的可发生猝死等。

40. 心肌淀粉样变常用检查方法有哪些?

①心电图;②X 射线胸片;③超声心动图;④心导管检查;⑤磁共振检查。

41. 心肌淀粉样变常用治疗方法有哪些?

(1)一般疗法,淀粉样变是致命性疾病,需要患者及其家属共同进行专业知识评价研究及精神心理治疗。

(2)对症治疗,对房室传导阻滞者,如有危及生命者,应安装埋藏式起搏器。

(3)移植手术,肝脏移植手术能防止疾病进展,并可能逆转淀粉样物质在某些组织中的沉积;但当心肌严重浸润时,肝、心联合移植是唯一可能有效的方法。

42. 心肌淀粉样变会遗传吗?

心肌淀粉样变有一定的遗传性,也有可能由其他疾病导致。

43. 心肌淀粉样变需要终身用药吗?

视情况而定,对症使用药物需谨慎。

44. 心肌淀粉样变常用治疗药物有哪些?

心肌淀粉样变的充血性心力衰竭对洋地黄类制剂无效,并易发生心律失常和猝死。利尿剂的使用要避免脱水和虚脱。由于利尿剂应用,蛋白渗透性利尿,低搏出量心力衰竭及自主神经病变,可发生体位性低血压,应予注意。

45. 心肌病患者疼痛发作时怎么办?

立即停止活动,卧床休息;解除紧张情绪。

46. 如何避免心肌病患者出现疼痛?

患者应避免激烈运动、突然屏气或站立、持重、情绪激动、饱餐、寒冷刺激,戒烟酒,防止诱发心绞痛。

47. 心肌病患者自我护理的要点有哪些?

(1)预防感染、注意保暖及预防感冒:心肌疾病的诱因以感染多见,尤以肺部感染为最,冬春季易发作,均为肺部感染。

(2)避免过度体力劳动及情绪激动:需合理的生活方式、调节情绪。

(3)限盐饮食,避免暴饮暴食:避免过咸饮食、腌制食物,避免大吃大喝、暴饮暴食。

(4)避免不恰当地服用或停用药物:勿乱吃药,擅自加减药物。忌没有根据医生建议自行停用药物。

(5)患者要建立平和乐观的心境,保持乐观积极的心态,过度忧虑紧张反而会加重病情。

48. 心肌病患者潜在并发症有哪些?

心力衰竭、心律失常。

49. 心肌病患者并发心力衰竭时的饮食护理有哪些?

(1)日常饮食以低热量、清淡、易消化为主,并摄入充足维生素和糖类。心力衰竭患者每日摄入食盐应控制在 5 克以下,重度心力衰竭患者控制在 2 克以下,不吃或少吃咸菜与带盐零食、碱发酵的馒头。

(2)戒烟酒,严禁刺激性食物。

(3)一天分 4~5 顿饭,每顿切忌吃饱。

(4)避免进食产气食物,加重呼吸困难。

（5）严格控制液体摄入量。

50. 心肌病患者应注意什么？

（1）增强体质,提高机体抗病能力。

（2）为使心肌炎更好恢复和心律失常得以控制,应休息好,保证充足的睡眠。

（3）如服用抗心律失常药物时,了解药物的不良反应,定期检查心电图,防止不良反应出现。当用药后症状不减轻或出现其他症状时,应报告医生,不可擅自停药或改用其他药物。

（4）此病患者可因再次病毒感染而使病情反复,过早恢复体力劳动可推迟病情恢复甚至使病情加重。

51. 什么是心包疾病？

心包疾病是由感染、肿瘤、代谢性疾病、尿毒症、自身免疫病、外伤等引起的心包病理性改变。

52. 心包疾病临床上分为哪几类？

临床上按病程分为急性、亚急性及慢性,按病因分为感染性、非感染性、过敏性或免疫性。

53. 心包炎时 X 射线检查有何表现？

积液量超过 300 毫升时心影向两侧增大,心隔角变成锐角。积液量超过 1 000 毫升时心影呈烧瓶状,并随体位而异。心脏搏动减弱或消失。

54. 心包炎时患者心电图有何改变？

干性心包炎时,各导联(aVR 除外)ST 段抬高,数日后回至等电位线上,T 波平坦或倒置。心包有渗液时 QRS 波群呈低电压。

55. 心包炎超声心动图检查有何提示？

显示心包腔内有液化暗区,为一项准确、安全、简便的诊断方法。

56. 心包穿刺时有哪些注意事项?

大量渗液或有心脏压塞症状者,可施行心包穿刺抽液减压。穿刺前应先做超声检查,了解进针途径及刺入心包处的积液层厚度,穿刺部位有:①常于左侧第 5 肋间,心浊音界内侧 1~2 厘米处(或在心尖搏动以外 1~2 厘米处进针),穿刺针应向内、向后推进,指向脊柱,患者取坐位;②或于胸骨剑突与左肋缘形成的角度处刺入,针尖向上、略向后,紧贴胸骨后推进,患者取半坐位;③对疑有右侧或后侧包裹性积液者,可考虑选用右侧第 4 肋间胸骨缘处垂直刺入或于右背部第 7 或 8 肋间肩胛中线处穿刺,为避免刺入心肌,穿刺时可将心电图机的胸前导联连接在穿刺针上。在心电图示波器及心脏 B 超监测下穿刺,如针尖触及心室肌则 ST 段抬高,但必须严密检查绝缘是否可靠,以免患者触电。另外,使用"有孔超声探头",穿刺针经由探头孔刺入,在超声波监测下进行穿刺,可观察穿刺针尖在积液腔中的位置以及移动情况。

57. 什么是急性心包炎?

急性心包炎是一种感染或非感染因素所致的心包膜炎症性疾病,临床表现多为畏寒、发热、出汗、倦怠、乏力、厌食,伴有心前区锐痛和钝痛以及心包积液压迫症状,如呼吸困难、咳嗽、声嘶、呃逆、吞咽困难等。随着急性心包炎的发病率增加,了解一些常用的家庭急救常识是很有必要的。

58. 急性心包炎由什么引起?

急性心包炎是心包膜脏层和壁层的急性炎症,其病程< 6 周,临床上以胸痛、心包摩擦音、心电图改变和心包渗液为特征。多数为病毒感染,也有自身免疫性的因素,比如风湿热、系统性红斑狼疮、类风湿性关节炎等。

59. 急性心包炎有哪些症状?

胸骨后、心前区疼痛,可随体位改变,深呼吸、咳嗽或吞咽时加剧,疼痛在取前倾位时可减轻。若有心脏压塞并发症可出现呼吸困难、心悸、发热、出汗、食欲减退、感染征象;时隐时现心包摩擦音。

60. 急性心包炎的治疗方法有哪些?

急性心包炎的治疗方法包括抗感染治疗、病因治疗、解除心脏压塞和对症治疗。患者宜卧床休息。急性期心脏压塞时,应立即进行心包穿刺,减轻心包压力。药物治疗充分结合个人情况选择最合适的药物,如阿司匹林和(或)布洛芬、秋水仙碱、肾上腺皮质激素、抗结核药物、抗生素等。

61. 心包炎的家庭急救方法是什么?

(1)卧床休息,取半卧位。

(2)给予高蛋白、多维生素及易消化食物饮食。

(3)高热时可采用物理降温或口服退热药物。

(4)疼痛剧烈时可口服消炎痛 25 毫克,每日 3 次,必要时加安定以镇静。

(5)休克时取平卧位、头稍低,并迅速送医院急救。

62. 什么是心包积液?

心脏的外面由心包包裹,心包是脏层和壁层组成的浆膜囊,在脏层和壁层心包之间存在的腔隙叫作心包腔。心包腔内有液体存在,可以起到减少脏壁两层心包之间的摩擦,起到润滑作用,正常心包腔内有 15~30 毫升的液体,如果液体超过 50 毫升,称为心包积液,可以通过超声心动图检测到。引起心包积液的原因有很多,必要时需要心包穿刺明确心包积液的性质。

63. 心包积液的常见病因是什么?

各种病因的心包炎均可能伴有心包积液。最常见的 3 个原因是肿瘤、特发性心包炎和肾衰竭。严重的体循环淤血也可产生漏出性心包积液;穿刺伤、心室破裂等可造成血性心包积液。迅速或大量心包积液可引起心脏压塞。

64. 心包积液的症状是什么?

呼吸困难是心包积液时最突出的症状,可能与支气管、肺、大血管受压引起肺淤血有关。呼吸困难严重时,患者可呈端坐呼吸,身体前倾、呼吸浅快、面色苍白,可有发绀。也可因压迫气管、食管而产生干咳、声音嘶哑及吞咽困难。还可出现上腹部疼痛、肝大、全身水肿、胸腔积液或腹腔积液,重症患者可出现休克。

65. 什么是心脏压塞?

心脏压塞(又称心包压塞)指心包腔内出现大量液体,由于液体速度过快或积液量过大,限制心室舒张,引起心室充盈障碍,继而导致一系列临床症状,心脏压塞的常见病因:肿瘤;心包炎;尿毒症;心力衰竭;急性心肌梗死导致室壁破裂,血液从心脏破裂部位涌向心包腔。

如果是胸部受到严重损伤,如钝器伤、锐器伤,可能刺穿心脏,导致心脏内血液涌入心包腔,引起心脏压塞。心脏压塞是一种较危重的情况,可能会导致急性循环衰竭的相关症状,出现严重的低血压、脉压差减小,甚至出现休克等一系列严重的临床表现。

66. 心脏压塞的临床特征有哪些?

Beck 三联征:血压下降、心音遥远、静脉压升高。

67. 心脏压塞治疗要点有哪些?

心包穿刺引流是解除心脏压塞最简单有效的手段,对所有血流动力学不稳定的急性心脏压塞,均应紧急行心包穿刺或外科心包开窗引流,解除心脏压塞。对伴休克患者,需扩容治疗,可增加右心房及左心室舒张末期压力。对于血流动力学稳定的心包积液患者,应设法明确病因,针对原发病进行治疗同时应注意血流动力学情况,必要时心包减压并将引流液送实验室检查。

68. 什么是缩窄性心包炎?

缩窄性心包炎是指心脏被致密厚实的纤维化或钙化心包所包围,使心室舒张期充盈受限而产生一系列循环障碍的病症。

69. 缩窄性心包炎临床表现是什么?

常见症状为劳力性呼吸困难,主要与心排血量降低有关。可伴有疲乏、活动耐力下降、上腹胀满或疼痛等症状。体征有颈静脉怒张、肝大、腹水、下肢水肿、心率增快等;心脏体检可见心浊音界正常或稍大,心尖搏动减弱或消失,心音减弱,可出现奇脉和心包叩击音。

70. 缩窄性心包炎治疗要点是什么?

心包切除术是缩窄性心包炎的唯一治疗措施。

71. 如何对心包疾病患者进行健康指导?

(1)日常生活嘱患者注意休息,加强营养,增强机体抵抗力。进食高热量、高蛋白、高维生素、易消化饮食,限制钠盐摄入。注意防寒保暖,防止呼吸道感染。

(2)坚持足够疗程药物治疗(如抗结核治疗)的重要性,不可擅自停药,防止复发;注意药物不良反应;定期随访检查肝肾功能。尽早接受手术治疗。术后患者仍应坚持休息半年左右,加强营养,以利于心功能的恢复。

72. 心包疾病患者预后如何?

急性心包炎的预后取决于病因,也与是否早期诊断及正确治疗有关。除肿瘤性心包炎外,大多数患者预后良好,结核性心包炎如不积极治疗常可演变为慢性缩窄性心包炎。缩窄性心包炎如诊断明确,并及时行心包切除术,患者长期生存率与一般人群相当,但少数患者预后差,病情逐渐恶化,因心力衰竭或并发感染而死亡。

(十)心神经官能症

1. 什么是心神经官能症?

心神经官能症又称功能性心脏不适、神经血循环衰弱症或奋力综合征,是神经官能症的一种特殊类型,也是一种极为常见的心血管疾病,属于功能性心脏病。国外称为神经性循环系统功能障碍或神经性循环无力症或高敏症等。

2. 心神经官能症的常见症状有哪些?

心悸、胸痛、胸闷、气短,同时伴有失眠、烦躁、紧张、焦虑、情绪低落、压抑等。

3. 心神经官能症会遗传吗?

不会,该病不具有遗传性。

4. 心神经官能症需要终身用药吗?

不需要终身用药,症状缓解后减量到逐步停药。

5. 心神经官能症常用药物有哪些?

①改善焦虑和抗抑郁药物:美利曲辛。②小剂量镇静剂:安定、艾司唑仑。③β受体阻滞剂:美托洛尔、阿替洛尔。

6. 心神经官能症常用哪些检查方法?

①心电图、心肌酶谱检查;②超声检查;③脑电图检查。

7. 心神经官能症常用治疗方法有哪些?

(1)心理治疗:①让患者了解本病的性质,解除顾虑。②避免各种引起病情加重的因素,引导患者正确对待社会与家庭矛盾。③鼓励患者进行体育锻炼,积极参加户外团体活动。④鼓励患者自我调整心态,安排好作息时间,适量进行文娱、旅游活动。

(2)药物治疗:应用调节神经的中药、中成药物以及营养神经的西药进行治疗。

三、中医养心

（一）心的生理功能

1.中医核心思想是什么？

整体观念、辨证论治、天人合一。

2.中医的核心思想和人的寿命的关系是什么呢？

《黄帝内经素问·上古天真论》中有这样的描述："上古之人,其知道者,法于阴阳,和于术数,食饮有节,起居有常,不妄作劳,故能形与神俱,而尽终其天年,度百岁乃去。"说明人的饮食起居及顺应天时与人的寿命和生活质量有密切关系。

3.哪部著作奠定了中医心脏病的理论基础？

《黄帝内经》。

4.《黄帝内经》中是如何描述心脏的？

《黄帝内经素问·六节藏象论》里记载："帝曰,藏象何如? 岐伯曰,心者,生之本,神之变也;其华在面,其充在血脉,为阳中之太阳,通于夏气。"心,是生命的根本,为神所居之处,其荣华表现于面部,其充养的组织在血脉,为阳中之太阳,与夏气相通。

5.中医如何认识心脏的位置？

心居于胸腔之内,隔膜之上,两肺之间,形似倒垂未开之莲蕊,心外有赤黄色脂膜包裹,称为心包络,是心的外卫。《医学入门》曰:"血肉之心形如未开莲花,居肺下肝上是也。神明之心……主宰万事万物,虚灵不昧是也。"

6. 中医如何定位心的生理功能?

《素问·灵兰秘典论》所言:"心者君主之官,神明出焉。"说明心是一身之主,五脏百骸均遵从其号令,我们人类的智慧也是从心而出。心为神之舍,血之主,脉之宗,在五行属火,以阳藏而通于夏气,为阳中之太阳,起着主宰人体生命活动的作用。心在体合脉、其华在面、开窍于舌、在液为汗、在志为喜。心脏与小肠相表里。

7. 如何理解心主血脉?

心主血脉包括了主血、主脉两方面。血指血液,脉指脉管,又称经脉,是血液运行的通道。心脏和脉管相连,形成一个密闭的系统,成为血液循环的枢纽。心脏不停地跳动,推动血液在全身脉管中循环无端,周流不息,成为血液循环的动力。而血液运载的营养物质能供养全身使五脏六腑、四肢百骸、肌肉皮毛及整个全身都得到营养,以维持其正常的生理功能。

8. 心主血脉功能正常的表现如何?

心脏功能正常则脉象和缓有力、节律均匀,面色红润光泽。

9. 心主血脉功能异常的表现如何?

若心脏发生病变,则会出现血流不畅,脉管空虚而见面色无华,脉象细弱无力,气血瘀滞,血脉受阻而见唇舌发绀,心前区憋闷和刺痛,脉象结、代或促、涩。

10. 怎么理解心主神明?

心主神明,即是心主神志,又称心藏神。

11. 怎么理解"神"?

所谓的神,中医学对其有广义和狭义之分。广义的神,是指整个人体生命活动的外在表现,它涵盖了人体的形象、面色、眼神、言语、应答、肢体活动的姿态等;而狭义的神,即心所主之神志,多指人的精神、意识、思维活动等。藏象学中认为,精气是构成人体和维持机体生命活动的物质基础,也是产生神的物质基础。神由先天之精气所化生,胚胎形成之即,生命之神也就产生了。

12. 神与水谷精气的关系是什么?

在人体生长发育过程中,神依赖于后天水谷精气的充养,正如《灵枢·平人绝谷》中所说:"神者,水谷之精气也。"

13. 心的生理特性有哪些?

其一,心为阳脏而主阳气。其二,心通于夏气。

14. 心主神志的生理功能有哪些?

心主神志的生理功能包含了两个方面。其一,在正常情况下,神明之心接受和反映客观外界事物,进行精神、意识、思维活动;其二,神明之心为人体生命活动的主宰,在脏腑中居于首要地位,五脏六腑皆在心的统一指挥下,才能进行统一协调的正常活动。

15. 怎么理解心为阳脏而主阳气?

心为阳脏而主阳气也就是说心为阳中之太阳,心的阳气能推动血液循环,维持人的生命活动,使之生机不息,故喻之为人身之"日"。《医学实在易》称:"盖人与天地相合,天有日,人亦有日,君父之阳,日也。"心脏的阳热之气,不但维持了本身的生理功能,而且对全身有温养作用。"心为火脏,烛照万物",故凡脾胃之腐熟运化,审阳之温煦蒸腾,以及全身的水液代谢、汗液的调节等,都与心阳的重要作用分不开。

16. 怎么理解心通于夏气?

人与自然界是一个统一的整体,自然界的四时阴阳消长变化,与人体五脏功能活动是相互关联、相互通应的。心通于夏气,是说心阳在夏季最为旺盛,功能最强。立夏时节常常衣单被薄,即使体健之人也要谨防外感,一旦患病不可轻易运用发汗之剂,以免汗多伤心。老年人更要注意避免气血瘀滞,以防心脏病的发作。故立夏之季,情宜开怀,安闲自乐,切忌暴喜伤心。清晨可食葱头少许,晚饭宜饮红酒少量,以畅通气血。具体到膳食调养中,我们应以低脂、低盐、多维生素、清淡饮食为主。

17. 在体合脉指什么?

在体合脉指心和血脉相连,心气推动血液在血脉中运行,心气强弱可从脉中反映出来。心气不足则脉细软无力;心气不匀则出现脉促、结、代等。

18. 其华在面指什么?

其华在面指心的生理功能是否正常,以及气血的盛衰都可以反映在面部。可以从面部的色泽变化而显露出来。

19. 不同的面色代表什么意义?

如心气足则面色红润,心气虚则面色淡白,心血瘀则面发绀。

20. 开窍于舌指什么?

舌为心之苗,心经的别络联系于舌,舌的色泽、味觉、舌体运动、语言与心相关,"心气通于舌,心和则舌能知五味"。舌的功能主司味觉,表达语言。

21. "开窍于舌"的生理病理意义是什么?

味觉的功能和语言的表达,有赖于心主血脉和心主神志功能的正常。如心功能正常,则舌质红润,舌体柔软,语言清晰,味觉灵敏;反之则舌强语謇或失语等。心的病变也可以从舌头上反映出来,"舌主心,脏热即应舌生疮裂破",心火旺则舌尖刺红或口舌生疮;痰迷心窍则可见舌强不语。

22. 在液为汗指什么?

血液与津液的生成都来源于水谷精气,由水谷精气所化生。津液注之于脉内,便成为血液的一部分;血液渗出脉外,可成为津液。因此,汗、血都与津液有关,有"汗血同源"的说法。而血为心所主,有"汗为心之液"之说。

23. 在液为汗的生理病理意义是什么?

心血是心神的物质基础,出汗过多,易耗伤心血,可表现为心悸等心神的变化;汗多不仅伤津耗血,并会进一步耗伤心气。反之,心气虚生成心血的功能不足,控制津液的能力下降,可引起汗出。病理上,若患者因故大汗出或用药发汗过度,则可损伤心阳,出现心悸,甚至出现大汗亡阳的危证。

24. 怎么理解在志为喜?

喜是"五志"之一,与心相应,喜有助于心主血脉、心藏神的功能。《素问·举痛论》说:"喜则气和志达,营卫通利。"

25. 喜乐过度对心有什么影响?

喜乐过度可使心神涣散,《素问·阴阳应象大论》说"喜伤心",过喜的异常情志可损伤心,常出现心悸、失眠、多梦、健忘、多汗出、胸闷、头晕、头痛、心前区疼痛,甚至神志错乱、喜笑不休、悲伤欲哭等症状,可导致一些精神、心血管方面疾病的发生。大喜时会造成中风或突然死亡,中医称为"喜中"。

26. 中医心脏病的病名有哪些?

《实用中医心病学》中按心主血脉可分为胸痹、心痛、心痹、心悸、怔忡、卑慄、心衰、脉痹、血痹、血虚、心病瘀血证、脉象不齐证等;按心主神明可分为健忘、不寐、多寐、多梦、脏躁、百合病、癫病、狂病、痫病、痴呆等。

27. 中医心病的病因有哪些?

禀赋不足,体虚劳倦,药食不当,情志所伤,感受外邪。

28. 为什么禀赋不足会引起心脏病?

不同的人,先天禀赋不同,若先天之精失充,则禀赋虚弱,会影响身体素质和心理素质。《黄帝内经素问·奇病论》中："帝曰,人生而有病颠疾者,病名曰何? 安所得之? 岐伯曰,病名为胎病,此得之在母腹中时,其母有所大惊,气上而不下,精气并居,故令子发为颠疾也。"指出心疾可得之于母体。

29. 为什么体虚劳倦可以引起心脏病?

劳逸失调,或多逸少动,或思虑过度,均可伤脾,脾运不健,则食少、纳呆,气血生化乏源,营血亏虚,不能上奉于心,致心神失养;先天禀赋不足的,素体虚弱,或久病伤正,失治误治,耗损心阴;或年老肾精渐衰,肾阳不鼓,致心气不足、心阳不振。本虚之上又形成标实,导致寒凝、血瘀、气滞、痰浊等阻滞心脉而发病。

30. 为什么药食不当可以引起心脏病?

暴饮暴食,嗜食肥甘厚味,烟酒成癖,致脾胃损伤,运化失健,聚湿生痰,郁而化热,上犯心胸,心神不宁,胸阳失展,气机不畅,心脉闭阻;亦有因药物过量或毒性较剧,如中药附子、乌头、蟾酥、麻黄等,西药洋地黄、奎尼丁、阿托品、肾上腺素等,或补液过快、过多等,耗伤心气,损伤心阴而致病。

31. 为什么情志所伤可以引起心脏病?

"情志之伤,虽五脏各有所属,然求其所由,则无不从心而发。"清代费伯雄《医醇剩义》曰:"然七情之伤,虽分五脏,而必归本于心。"常因郁怒伤肝,怒则气逆,肝失疏泄,胆气不平,气郁化火,邪火扰动心神,火热灼津成痰,阻塞心窍;或喜笑无度,心神激动不安;或长期忧思不解,脾运失健,津液不布,耗伤心脾,心阴心血暗耗,致心失所养;或平素心虚胆怯,突遇大惊大恐,忤犯心神,神魂不安,气机逆乱,致心神动摇;或大恐伤肾,恐则精却,阴虚于下,火逆于上,动撼心神而发病。

32. 中医心病的病机有哪些?

气血阴阳失调、脏腑虚损、风寒湿痹、痰浊痹阻、淤血内阻。

33. 中医心病的治疗原则有哪些?

①急则治标,缓则治本;②调整阴阳、注重整体;③扶正祛邪;④治未病。

34. 中医心病常用治法有哪些?

活血化瘀法、温通心阳法、益气养阴法、祛痰化浊法、温补心肾法、滋肾舒脉法、解郁升阳法、宣肃肺气法、调整脾胃法、补益法等。

35. 什么是中医养生?

中医养生,就是指通过各种方法颐养生命、增强体质、预防疾病,从而达到延年益寿的一种医事活动。中医养生重在整体性和系统性,目的是预防疾病,治未病。

36. 中医养生的观念有哪些?

天人合一,阴阳平衡,身心合一。

37. 什么是子午觉?

子午觉就是子时和午时按时睡觉,主要原则是"子时大睡,午时小憩"。

38. 子时是什么时候?

子时是夜里 23:00—01:00。

39. 午时是什么时候?

午时是上午 11:00—13:00。

40. 睡子午觉对心脏病患者有什么好处?

子时是人体合阴的时候,有利于养阴;午时是心经流注的时间,是人体合阳的时候,也是一天中阳气最盛的时候,此时小睡一会儿,有利于养心阳。

41. 饮食有节有哪几节?

《黄帝内经》开篇即讲"食饮有节"。节,原意是竹节的意思,可引申为调节、节制、节奏、节令、节气、季节、礼节、节约、气节等。调节饮食结构,注意饮食节制,把握饮食节奏,适应饮食时节,对证饮食调节。

42. 如何调节饮食结构?

调节饮食结构,健康饮食要力求营养均衡。现代营养学认为,人体需要的营养物质包括氨基酸、葡萄糖、脂肪、维生素、矿物质、纤维素、水这七大类,建议每天多食几种食材。中医饮食指导更是源远流长,最需要谨记的是《黄帝内经》里讲的"五谷为养、五果为助、五畜为益、五菜为充",饮食要五色五味、搭配丰富,力求营养均衡。

43. 什么是饮食节制?

人有昼兴夜寐的规律,所以要早吃好、午吃饱、晚吃少。晚饭少吃要配合早睡早起、不熬夜,晚饭不能晚于7点。对于胖人和运动量少的人,也可以不吃晚饭。不饥不食、未饱先止,每餐之前要有饥饿感,因为饥饿感能调动免疫力;不可等到大饿时再吃,因为大饿的时候容易让人饥不择食、狼吞虎咽,反而吃得更多。对于要减肥的人,水果、坚果要放在餐前;对于要增重的人,水果、坚果可放在餐后。瘦人想增重,每顿饭也不要吃太饱,而是要少食多餐。

44. 如何把握饮食节奏?

要细嚼慢咽,每次吃饭不要少于20分钟。

45. 如何适应饮食时节?

正所谓,春叶、夏瓜、秋果、冬根。饮食要尽量吃阳光下自然生长的时令食物,吃应季菜。比如西瓜、绿豆都是清热降暑之品,夏天吃了对人很有裨益,冬天吃了可能伤人肠胃。

46. 如何对证饮食调节?

中医认为药食同源,在实现饮食饥饱功能之后,还可以利用它的寒热补泻偏性达到药用调理作用。举例说明:大便干燥的人要吃一点蜂蜜和胡萝卜润肠;大便黏滞的人要多吃白萝卜;大便溏泄的人吃一些山药、白扁豆;失眠的人,晚上吃小米粥加含心的莲子和或酸枣仁熬粥;怕冷的人早上喝一点姜枣茶;眼睛干涩的人喝点菊花枸杞子茶,想减重的可以加一点山楂决明子;肝气瘀滞的人可以选玫瑰花代茶饮;脸上长痘痘的人多吃一点红小豆薏米粥。

(二)四时养生

1."法于阴阳,和于术数"应该怎么做呢?

阴阳有自然界的阴阳和人自身的阴阳,两者是相互感应、相互影响的。内在的阴阳要效法外在的阴阳,也就是我们的日常生活要按照宇宙自然的阴阳规律来做。"和"就是做到人与自然的和谐,人与社会的和谐,人与人的和谐,人自身与心、与神的和谐。

2.《黄帝内经》里四时阴阳与人的关系如何?

"夫四时阴阳者,万物之根本也,所以圣人春夏养阳,秋冬养阴,以从其根,故与万物沉浮于生长之门。逆其根,则伐其本,坏其真矣。"是说四季阴阳是万物的根本。身体与天地万物的运行规律一样,春夏秋冬分别对应阳气的生长收藏,如果违背了这个规律,就会戕害生命力,破坏人身真元之气,损害身体健康。

3. 什么是四时?

四时指春、夏、秋、冬4个季节。

4. 四时又分多少个节气?

24个。

5.什么是节气?

节气的"节"是指一年中的一个阶段;"气"是指气候、天气变化。节气即是一年中某个阶段的气候、天气变化。

6.《黄帝内经》中是怎么描述节气和中医学的关系的?

"岐伯曰:五日谓之候,三候谓之气,六气谓之时,四时谓之岁,而各从其主治焉。五运相袭,而皆治之,终期之日,周而复始,时立气布,如环无端,候亦同法。故曰:不知年之所加,气之盛衰,虚实之所起,不可以为工矣。"从上述可知节气在中医学中有不可忽视的作用。

7.心脏病与四时节气有什么样的关系?

"心主夏……病在心,愈在长夏;长夏不愈,甚于冬,冬不死,持于春,起于夏"(《黄帝内经素问·脏气法时论》),提示心脏疾病有其多发季节。

8.冠心病与节气有什么关系?

姜红岩等通过冠心病患者入院及死亡时间和节气关系的分析得出这样的结论:患者入院分布在多个节气,较为均匀,其中发病相对较多的节气为寒露、夏至、小暑、立夏、小雪、霜降,而死亡人数较高的节气为霜降、大寒、冬至,提示冠心病在各个季节均有发生,在部分节气发病人数相对增多;死亡人数在季节交替的节气及寒冷的冬季多于其他时间段。

9.心肌梗死的发病与节气有什么关系?

段秀姣等通过对447例心肌梗死患者的发病高峰与季节、节气关系的分析结果表明,心肌梗死发病高峰期与季节和二十四节气密切相关。提示冠心病患者尤其是患有心绞痛患者,应密切关注天时与气候的更替,加强预防措施,以减少心肌梗死发病或意外造成的危害。

10.高血压与节气有什么关系?

李杉等研究表明高血压病患者血压值在小寒、大寒、冬至、大雪这4个节气较高,而在大暑、小暑、立秋、夏至这4个节气较低,其中小寒最高,大暑最低。高血压病患者血压值多呈冬高夏低的变化特点。边凌云等研究显示肝火亢盛型患者血压昼夜节律基本存在,其次为阴虚阳亢型和痰湿壅盛型,而阴阳两虚型昼夜节律异常患者发生率最高。

11. 二十四节气分别是哪些?

立春、雨水、惊蛰、春分、清明、谷雨、立夏、小满、芒种、夏至、小暑、大暑、立秋、处暑、白露、秋分、寒露、霜降、立冬、小雪、大雪、冬至、小寒、大寒。

12.《黄帝内经》对"春三月"的摄生养护原则是什么?

"春三月,此谓发陈。天地俱生,万物以荣,夜卧早起,广步于庭,被发缓形,以使志生;生而勿杀,予而勿夺,赏而勿罚,此春气之应,养生之道也。逆之则伤肝,夏为寒变,奉长者少。"春季要着眼于"生"字。遵行春夏养阳的原则。

13. 立春时节是什么时候?

《月令七十二候集解》:"立春,正月节。立,建始也,五行之气,往者过,来者续。于此春木之气始至,故谓之立也,立春夏秋冬同。"立春是二十四节气中的第一个节气。立春日,风从东方来,"东方为春,春者,万物之所出也"。

14. 立春时节有什么特点?

冬天闭藏的尾巴,春天生发的前奏。立春是生发阳气的关键点。

15. 立春时节心脏病患者的饮食应注意什么?

立春后多吃以下几种菜,可以调畅全身气机:小芹菜可以祛风,小葱可以祛寒气,韭菜可以醒脾气,香菜可以通阳气,萝卜缨、萝卜苗可以消食气,荠菜可以利肝气,绿豆芽可以疏肝气。

16. 立春时节心脏病患者的起居应注意什么?

立春之后,阳气升发,万物始生,顺应节律之变,白天变长,起床后宜披散头发,舒展形体,松缓衣带,在庭院里慢走。衣着应"下厚上薄"。

17. 立春时节心脏病患者的精神调摄应注意什么?

立春日,年运交接,是气场最混乱动荡的时候,会比平时更易产生是非干扰,一些体弱、敏感、心神不宁的人易受到影响,要注重自我能量的提升及保持身心的丰盛与安宁。尽量不要与人发生争执。

18. 为什么立春容易导致冠心病高发?

立春时节,由于早晚温差大,容易导致心脏疾病的发作,冠心病是常见的疾病之一。冠心病患者对寒冷的刺激很敏感,因为寒冷可使体表小血管收缩、痉挛,血流速度减慢,血液黏滞度增高,从而间接地引起冠心病发作。同时,寒冷的刺激还可以直接引起冠状动脉痉挛,导致心肌缺血、缺氧,诱发心绞痛或急性心肌梗死等。

19. 雨水时节是什么时候?

《月令七十二候集解》:"雨水,正月中。天一生水,春始属木,然生木者,必水也,故立春后继之雨水。"雨水是二十四节气中的第二个节气。

20. 雨水时节有什么特点?

雨水反映了降水现象,标志着降雨的开始和雨量增多。气温逐渐升高,但还变化不定,地湿夹杂着春寒,整体会感觉阴冷。因此雨水时节既要遵循春夏养阳的原则,注意阳气的升发,也要提防倒春寒对人体健康的影响。

21. 雨水时节心脏病患者的饮食应注意什么?

饮食上注意少食用酸味的食物,适当增加甘味食物,以调脾胃。合并糖尿病的患者需要控制糖分摄入。对于阳虚脾弱的患者可食山药莲子鸡来温阳驱寒,健脾祛湿。

22. 雨水时节心脏病患者的运动应注意什么?

加强自我修炼,减少焦虑、思虑,适当运动,让肝气调达,如练习八段锦、瑜伽、拉筋等。运动可以疏通经络,行气活血。雨水节气降水开始增多,运动时注意路面湿滑,防止跌倒。

23. 雨水时节心脏病患者的起居应注意什么?

日常起居应晚睡早起,与阴阳变化相应。衣着上,不宜减少过快、过早,适宜春捂,防止倒春寒引起的外感,从而减少发生心力衰竭的诱因。

24. 雨水时节心脏病患者的精神调摄应注意什么?

雨水时节的精情调摄应遵循春养肝,使志勿怒的原则,注意疏肝解郁,使肝气调达,保持乐观、积极向上的心态,感受大自然的勃勃生机。

25. 惊蛰时节是什么时候?

《月令七十二候集解》:"二月节,万物出乎震,震为雷,故曰惊蛰。是蛰虫惊而出走矣。"惊蛰是二十四节气中的第三个节气。

26. 惊蛰时节有什么特点?

"雷气通于心",惊蛰的雷声特别提振阳气,尤其是心阳。对于心脏不好的人来说,春雷的轰鸣声是种享受。此时虽然气温和地温逐渐升温,但温差还大。

27. 惊蛰时节心脏病患者饮食应注意什么?

油腻食物摄入过多,有碍消化,同时也会减少心脏供血,也会对血脂不利,所以饮食宜清淡,注重荤素搭配,饮食多样化,减少食用过于油腻的食物。由于温差较大,容易引起外感,心力衰竭的患者可以食用姜枣雪梨煲鲫鱼来温肺化饮。对于肝阳上亢型的高血压伴头目不利的患者可泡薄荷参杞茶引用,可以疏肝解郁,益气温阳。

28. 惊蛰时节心脏病患者运动应注意什么?

惊蛰气温回升,增加运动有助于振奋阳气,舒筋活络也是养护心脏的方法之一。

29. 惊蛰时节心脏病患者起居应注意什么?

惊蛰日一年中初次阳气大动,可顺势早起,在春光中活动四肢,动生阳。春三月,是好好梳头的季节。每天早上"干梳头"一两百下,可以赞阳出滞,泄掉春天最容易有的"风+浊",使五脏之气终岁流通。《圣济总录神仙导引》:"梳欲得多,多则祛风,血液不滞,发根常坚。"

30. 惊蛰时节心脏病患者精神调摄应注意什么?

随着气温的回升,机体和脏器各方面功能进入加速运转的状态。肝气当令,部分人容易出现动怒的情况,过激的情志会引起心力衰竭、高血压、心肌梗死等,所以要注意情绪的调整,随时保持心平气和,不妄动肝火。

31. 春分时节是什么时候?

《月令七十二候集解》:"春分,二月中。分者,半也。此当九十日之半,故谓之分。"春分二十四节气中的第四个节气。

32. 春分时节有什么特点?

春分时节平分了昼夜、寒暑,天地之间的阴阳二气也在这天达到了平衡。

33. 春分时节心脏病患者饮食应注意什么?

春天宜多吃辛温发散的食物,如豆豉、葱、姜、韭菜、香菜、花生等利于阳气生发的食物,湿热体质的人宜少吃。还要少酸多甘,多食用口味微甜的食品,如大枣、百合、桂圆、银耳等。多食时令蔬菜,"不时,不食"。生长成熟符合节气的食物,才能得天地之精气。常吃的有荠菜,可以清肝明目、清热降压,对于高脂血症、冠心病、高血压患者很适用。

34.春分时节心脏病患者运动应注意什么?

早起运动可以振奋阳气,运动宜不急不缓,宜散步、踏青,注意适度,不要过于劳累。

35.春分时节心脏病患者起居应注意什么?

春分时节,阴阳平衡,宜晚睡早起。由于温度升高,生物也活跃起来,各种细菌、病毒都活跃起来,加之温差大,要预防感冒、肺炎、过敏性的疾病等。老年人要注意适当增减衣物,戴口罩,勤通风。

36.春分时节心脏病患者精神调摄应注意什么?

按压内关和外关穴,一内一外,一气一血,一阴一阳,配合使用,恰好用来平衡阴阳。内关穴还是个"快乐穴",当感到心情不畅时,用力掐住这个穴位,心情就会很快平复下来。

37.清明时节是什么时候?

《月令七十二候集解》:"春分后十五日,斗指丁,为清明,时万物皆洁齐而清明,盖时当气清景明,万物皆显,因此得名。"清明是二十四节气中的第五个节气。

38.清明时节有什么特点?

清明时节雨纷纷,这个时节多雨潮湿。温度也不稳定,还要遵循"春捂秋冻"的原则。

39.清明时节心脏病患者饮食应注意什么?

清明多雨,湿邪易侵袭人体,故患者不宜吃冰冷、油腻的食物。可多吃一些健脾化湿的食物,亦可多吃养肝的时令食物,如榆钱馒头,有养肝明目的功效,可用于治疗心肝血虚、失眠多梦、视物模糊之人。

40.清明时节心脏病患者运动应注意什么?

自然界阳气生发,宜顺应天时,多动少静。可到公园、广场、河边等地散步、打拳、做操等。不可闭门不出,也不可坐卧太久,免生郁气,阻碍肝气舒发。不适宜外出的心脏病患者可以用手指梳头,"五指为梳,每日百下",可以很好地抒发肝胆之气。也可以搓两肋,两肋是肝经循行路过的地方,可以疏肝理气,另外可以推肝经,敲胆经,早敲肝经生发阳气,晚推肝经助睡眠。

41.清明时节心脏病患者起居应注意什么?

人的阳气会随着大自然的变化而趋向于表,肌表气血供应增多,肢体供血不足,会出现"春困"的现象。但是懒觉不宜多睡,建议多散步,助阳气生发。

42.清明时节心脏病患者精神调摄应注意什么?

清明时节,踏青或广步于庭可以排解冬天郁积之气,使心胸开阔,心情愉悦,从而增强内心的正能量,达到"形""神"共养,提高抗病的能力。

43.谷雨时节是什么时候?

《月令七十二候集解》:"谷雨,三月中。自雨水后,土膏脉动,今又雨其谷于水也。"谷雨是二十四节气中的第六个节气。

44.谷雨时节有什么气候特点?

谷雨时节的到来意味着寒潮天气的结束,天气较暖,雨水、大风天气时常交替出现,空气潮湿。

45.谷雨时节心脏病患者饮食应注意什么?

以养肝为主。

46. 谷雨时节心脏病患者运动应注意什么?

适量户外活动可以升发阳气,可选择适合自己的运动,如散步、打太极拳、练八段锦等。

47. 谷雨时节心脏病患者起居应注意什么?

早晚需添加衣物,谨防感冒,随着降雨增多,外湿易侵犯人体,应保持空气通畅,避免穿潮湿衣物。

48. 谷雨时节心脏病患者精神调摄应注意什么?

春应肝,"春季易抑郁",肝气不舒,郁结不畅,会导致气滞血瘀,引起气血运行不畅,不利于冠心病患者心脏的血供,肝喜调达,所以要疏肝养肝,可以在适合的天气外出赏花、品茶,愉悦身心。

49.《黄帝内经》对"夏三月"的摄生养护原则是什么?

"夏三月,此谓蕃秀。天地气交,万物华实,夜卧早起,无厌于日,使志无怒,使华英成秀,使气得泄,若所爱在外,此夏气之应,养长之道也。逆之则伤心,秋为痎疟,奉收者少,冬至重病。"心态与人的身体健康也有密切的关系。心主性,肾主命,心主神明,畅情志,疏导心里,关键在于调心,夏气通于心,故要调整好心态。

50. 立夏时节是什么时候?

《月令七十二候集解》:"立夏,四月节。立字解见春。夏,假也。物至此时皆假大也。"立夏是二十四节气中的第七个节气。

51. 立夏时节有什么特点?

温度明显升高,炎暑将临,雷雨增多,人们的新陈代谢加快,心脑血液供给不足,常使人烦躁不安,倦怠懒散。

52.立夏时节心脏病患者的饮食应注意什么?

传统中医认为,人们在春夏之交要顺应天气的变化,重点关注心脏。心为阳脏,主阳气。心脏的阳气能推动血液循环,维持人的生命活动。心脏的阳热之气不仅维持其本身的生理功能,而且对全身有温养作用,人体的水液代谢、汗液调节等都与心阳的重要作用分不开。初夏之时,老年人气血易滞,血脉易阻,每天清晨可吃少许葱头,喝少量的酒,促使气血流通,心脉无阻,便可预防心脏病的发生。立夏之后,天气逐渐转热,饮食宜清淡,应以易消化、富含维生素的食物为主,大鱼大肉和油腻辛辣的食物要少吃。

53.立夏时节心脏病患者的运动应注意什么?

宜根据自身情况增加运动量,从而提高机体新陈代谢,但不宜过度。运动出汗,应及时擦干,避免风吹着凉,不宜出汗过多,及时适量补充水分,避免耗伤阴液。一般晨练时间控制在半小时以内,以散步、慢跑、打太极拳为宜。

54.立夏时节心脏病患者的精神调摄应注意什么?

重视精神的调养,加强对心脏的保养,尤其是老年人要有意识地进行精神调养,保持神清气和、心情愉快的状态,切忌大悲大喜,以免伤心、伤身、伤神。

55.立夏时节心脏病患者的起居应注意什么?

夏季的特点是白天时间长,夜间时间短,人体也应该适应自然界的规律,即"夜卧早起"。

56.小满时节是什么时候?

《月令七十二候集解》:"四月中,小满者,物致于此小得盈满。"小满是二十四节气中第八个节气。

57. 小满时节有什么特点?

小满时节高温多雨,空气潮湿、闷热,在这种湿热交加的环境中易导致机体出现胸闷、心悸、精神不振、疲乏无力等不适症状。

58. 小满时节心脏病患者饮食应注意什么?

在饮食调养方面,宜以清淡为主,忌肥甘厚味的食物,可多食清热、化湿、养阴作用的食物,如红小豆、薏苡仁、黄瓜等。人在夏天的生长,主要赖于对外界阳气的利用,接受的程度主要依赖于后天之本脾胃的强弱。脾胃好,全身气机才能流利运转,外界能量才能被充分吸收。可以喝山楂鸡内金茶,用来健运脾胃。除了呵护脾胃之外还不能让火气伤了心阴。心在这个时节容易受到火的攻击,春天没有去除的肝火、心烦产生的内火都会耗伤心阴。酸甘养阴,可以喝些青梅酒。

59. 小满时节心脏病患者运动应注意什么?

可多参与下棋、书法、钓鱼等怡养性情的活动,也可以散步、打八段锦,避免剧烈运动,运动后适量补充水分。

60. 小满时节心脏病患者起居应注意什么?

顺应大自然阴阳消长的规律,夜卧早起,以顺应体内阳气的生发。此时气温明显增高,雨量增多,雨后气温下降幅度大,宜及时添加衣物,避免着凉感冒引起心力衰竭。借天力养阳气,到了小满,夏天的气息越来越浓,阳气也越来越旺,不仅要内调还要外养,借助太阳的阳气,内外夹攻,收获能量,也符合冬病夏治的老传统。可以晒背,背部是主一身之阳的督脉所在,被称为"阳经之海",好比人体阳气的"发电机",夏天养背,也是养阳的重要方法,可以选择督灸。

61. 小满时节心脏病患者精神调摄应注意什么?

小满时节,天气渐趋炎热,易让人感到心浮气躁,情绪波动较大。可以做一些比较安静的事情,如绘画、书法、钓鱼、养花、听音乐等。

62. 芒种时节是什么时候?

《月令七十二候集解》:"五月节,谓有芒之种谷可稼种矣。"芒种是二十四节气中的第九个节气。

63. 芒种时节有什么特点?

气温高、天气热、湿度大、十分闷热。

64. 芒种时节心脏病患者应注意什么?

气温高、天气热、湿度大容易加重人体心脏及血管的负担,高温出汗容易流失钾,增加中风、心搏骤停的危险。故要防暑湿,避免剧烈运动、大量出汗。

65. 芒种时节心脏病患者的饮食应注意什么?

"健脾祛湿"是芒种养生的主题,故在芒种时期,特别是脾虚的心脏病患者,需要清淡饮食,进行清补。可常吃益气健脾的食物如芡实、山药、薏苡仁等。出汗多的患者可根据心功能少量多次喝温开水。另外,春夏养阳,时令果蔬中的荔枝就是滋长阳气的佳品。但是湿热体质的人不宜多食。夏气通于心,心为火脏,主一身之阳气,为了应对夏日生长的节奏,心火会主动把自己烧得旺盛些,便于补充五脏六腑的能量。心火过旺也会额头冒痘,舌尖红,可以喝金银花枸杞茶,将心火引至肾水的位置,让心火自然缓和下来,同时也能让肾水沸腾,温煦寒凉的下身。可以熬樱桃甜汤喝,可以补益心气和心血。

66. 芒种时期心脏病患者的运动应注意什么?

芒种已属夏天,此时阳气升发,晒太阳顺应阳气的升发可让身体出汗,也利于气血的运行。此外,可适当打球、散步等,通过运动排汗。建议夏季尽量在傍晚出门活动,防止日晒中暑或发生运动意外,运动后适量补充水分。

67. 芒种时节心脏病患者的精神调摄应注意什么？

应注意心态平和,摒弃浮躁的心态,进行精神调养,以免劳神、伤心、损身。

68. 芒种时节心脏病患者的起居应注意什么？

时值芒种,应做到晚睡早起,顺应阳气的充盛,利于气血运行,振奋精神。天热易出汗,可选纯棉或麻料的衣服,衣衫应勤换洗。

69. 夏至时节是什么时候？

《月令七十二候集解》:"夏至,五肿。《韵会》曰,夏,假也;至,极也,万物于此皆假大而至极也。"夏至是二十四节气中的第十个节气。

70. 夏至有什么特点？

夏为大,至为极,万物到此壮大繁茂到极点,阳气也达到极致,阴气渐生。

71. 夏至时节心脏病患者应注意什么？

顺应阴阳消长,做好阴气的养护。

72. 夏至时节心脏病患者的饮食应注意什么？

夏至后饮食要以清泄暑热、增进食欲为目的,因此要多吃苦味食物,宜清补。

73. 夏至时节心脏病患者的运动应注意什么？

多以散步、慢跑、打太极拳、做广播操为好,不宜做剧烈的运动。以免汗出过多,耗伤心阴。

74. 夏至时节心脏病患者的精神调摄应注意什么？

夏应心,情志以养心为先。可听节奏缓慢的音乐,音乐中的音符含有阴阳五行的元素,节奏慢的音乐可以增强体内的阳气,舒缓的音乐可以让呼吸放缓,心神内守。

75. 夏至时节心脏病患者的起居应注意什么?

顺应自然界的阳盛阴衰的变化,宜晚睡早起,尽量保持每天 7 小时左右的睡眠时间。

76. 小暑时节是什么时候?

《月令七十二候集解》:"六月节。暑,热也,就热之中分为大小,月初为小,月中为大,今则热气犹小也。"小暑是二十四节气中的第十一个节气。

77. 小暑有什么特点?

暑,就是炎热的意思,所以小暑时节,天气炎热。

78. 小暑时节心脏病患者应注意什么?

"小暑大暑,上蒸下煮",而"暑邪"是六淫之一,属阳邪,易耗气伤津,故对于心脏病患者来说,防暑是相当重要的。天气炎热,动则汗流浃背,汗为心之液,汗出太过容易使人心阳暴脱,所以心脏病患者更要防暑。

79. 小暑时节心脏病患者的饮食应注意什么?

小暑天热雨水多,能量消耗大,出汗多,饮食上要清暑祛湿,又要注意健脾益胃。宜以清淡饮食为主,多吃粥、汤,少吃冷、硬难消化之物。

80. 小暑时节心脏病患者的运动应注意什么?

宜遵循"少动多静"的原则,避免剧烈运动,剧烈运动使人大汗淋漓,阳气外泄损伤心,对于心阳虚的患者极为不利。

81. 小暑时节心脏病患者的精神调摄应注意什么?

夏应于心,心为五脏六腑之大主,心动则五脏六腑皆摇,小暑炎热,使人心烦不安。夏天可以练练书法、绘画,培养兴趣爱好,使内心平和,内养于心。平心静气可使心情舒畅、气血和缓;有助于心脏功能旺盛,也符合"春夏养阳"的原则。

82. 小暑时节心脏病患者的起居应注意什么?

晚睡早起,作息规律,保证充足的睡眠,睡好子午觉。中午前后尽量减少户外活动。

83. 小暑时节心脏病患者有哪些养生方法?

从小暑到立秋这段时间被称为伏夏,即"三伏天"。可行冬病夏治,如三伏贴、三伏灸等。三伏灸是古人和天地、顺时序的延年治病的养生方法,是重启人体自身强大修复系统的有效途径。春夏养阳,阳气有卫外的作用,提升阳气可以提高机体的免疫力。

84. 大暑时节是什么时候?

《月令七十二候集解》:"大暑,六月中。就热之中分为大小,月初为小,月中为大,今则热气犹大也。"大暑一般是在三伏天里的"中伏"前后。大暑是二十四节气中的第十二个节气。

85. 大暑时节有什么特点?

大暑相对小暑,更加炎热,"湿热交蒸"在这 15 天达到顶点,体感最难受。

86. 大暑时节心脏病患者应注意什么?

应避暑湿和阴暑。

87. 什么是阴暑?

阴暑指夏季因气候炎热而吹风纳凉,或饮冷无度,中气内虚,以致暑热与风寒之邪乘虚侵袭而为病。

88. 阴暑的症状是什么?

阴暑主要症状有发热、恶寒、无汗、身重疼痛、神疲倦怠、舌质淡、苔薄黄、脉弦细等。

89. 大暑时节心脏病患者的饮食应注意什么?

大暑,易伤津耗气,使人心浮气躁。人体的消化功能较弱,所以饮食上宜清热解暑、清心养阴、健脾除湿。如常服用菊花、薄荷、金银花、连翘、荷叶等清热祛心火的食物。

90. 大暑时节适合心脏病患者的食疗方有哪些?

消暑益气粥。

91. 大暑时节心脏病患者的运动应注意什么?

应避免在中午及下午温度最高时到户外活动,以防中暑。早晚锻炼应避免过于剧烈,宜选择散步、做操等舒缓的运动。

92. 大暑时节心脏病患者的起居应注意什么?

顺应自然界阳盛阴衰的变化,易早睡早起,保持充足的睡眠时间。

93. 大暑时心脏病患者的精神调摄应注意什么?

情志与生活、疾病密切相关,大暑时节高温酷热,人们易动"火",火对应心,人们会经常出现心烦意乱、无精打采、食欲减退等问题,一定要避免生气、着急等极端情绪,不良情绪易引起心脑血管疾病的发生和加重,甚至引发猝死。

94. 大暑时节心脏病患者有哪些养生方法?

①情志上静心安神。②顺应天时进行冬病夏治,特别是寒、阳虚、气虚的心脏病患者。可以进行三伏贴或者是三伏灸治疗。③大暑过后,进入长夏,长夏与脾相应,夏天和心相对应,故可以按摩或艾灸相应的穴位来健运

脾胃和降心火。如按揉阴陵泉、足三里、中脘等穴,可以提升脾的功能,起到健脾益气的作用。艾灸心俞、神门、内关等穴位有利于降心火,调节精神,保持心情舒畅。

95.《黄帝内经》对秋三月的摄生养护原则是什么?

"秋三月,此谓容平。天气以急,地气以明,早卧早起,与鸡俱兴,使志安宁,以缓秋刑,收敛神气,使秋气平,无外其志,使肺气清,此秋气之应,养收之道也,逆之则伤肺,冬为飧泄,奉藏者少。"

96. 立秋时节是什么时候?

《月令七十二候集解》:"立秋,七月节。立字解见春。秋,揪也,物于此而揪敛也。"立秋是二十四节气中的第十三个节气。

97. 立秋时节的特点是什么?

"立秋之日凉风至",这一天开始,天高气爽,月明风清,气温逐渐下降。是由热转凉,再由凉转寒的过渡性季节。自然界从"生长"转向"收藏",凡精神情志、饮食起居、运动锻炼皆以收养为原则。

98. 立秋时节心脏病患者饮食应注意什么?

秋在五脏应肺,"急食酸以收之,用酸补之,新泻之"。可见酸味收敛肺气,辛味发散泻肺,秋天宜收不宜散,要尽量少食或不食辣椒、葱、蒜、胡椒等燥热之品,少吃油炸、肥腻食物,以防加重秋燥的症状。适当多食酸味果蔬以养肝气,如苹果、石榴、葡萄、柚子等,可食用芝麻、杏仁、糯米、粳米等柔润的食物,以益胃生津。

99. 立秋时节心脏病患者运动应注意什么?

立秋之后天气依然炎热,"秋老虎"肆虐,但早晚温差大,阳气开始收敛,运动应秉承"养收"的原则,运动量不宜过大,宜选择轻松平缓的项目,如慢跑、散步、练八段锦、打太极拳等。年老体弱者不宜过晚运动,因为晚上阳气内敛,运动会扰阳气,违反自然规律。晚上要预防受凉。

100.立秋时节心脏病患者起居应注意什么?

秋季主"收",养生的第一要诀是顺四时而养,遵循秋天"收"的特性,"早卧早起,与鸡俱兴",早卧以顺应阳气的收敛,早起以使肺气得以舒展。

101.立秋时节心脏病患者精神调摄应注意什么?

立秋之后要注意情志调节,秋季使人易产生悲秋的情绪,心脏病患者往往合并心理问题,故在秋天焦虑、抑郁容易加重,而心理、情绪的变化和体内的神经、内分泌和免疫系统有关,受到负性情绪影响时,身体的免疫力会下降,容易患其他疾病。"使志安宁,无外其志",就是要求人们心情舒畅,切忌悲忧伤感,遇到忧伤的事情,应主动排解,避免肃杀之气。

102.处暑时节是什么时候?

《月令七十二候集解》:"处,止也,暑气至此而止矣。"处暑是二十四节气中的第十四个节气。

103.处暑时节有什么特点?

"处"是终止的意思,表示炎热即将过去,暑气将于这一天结束,大部分地区气温逐渐下降。

104.处暑时节心脏病患者饮食应注意什么?

时处秋季,燥邪当令,要多喝水、多喝粥,预防秋燥。

105.处暑时节心脏病患者运动应注意什么?

处暑相对于盛夏,天气不再炎热,可逐渐加大运动量,多做户外运动,根据自身的爱好和身体状况,坚持做一些有氧运动,如健身操、慢跑、武术及各种球类运动,这些运动可以增强血液循环,改善心肺功能和脑的血液供应。但要避免剧烈运动,大量出汗会伤气,运动时可避开中午、午后的高温时段。

106. 处暑时节心脏病患者起居应注意什么?

处暑时节早晚温差较大,是高血压、冠心病、心肌梗死等疾病的高发期。注意随温度变化增减衣物。保护脐部,脐部表皮薄弱,寒气最易入侵,从而引发消化系统和泌尿生殖系统方面的疾病。早睡早起,保持充足睡眠,随着自然界中阴气增强,阳气减弱,人体阳气也随着收敛,"秋乏"也随之出现。充足的睡眠可以消除疲劳,还可以使身体和大脑得到充分的休息。睡眠是调养身体的方式之一。

107. 处暑时节心脏病患者精神调摄应注意什么?

自然界逐渐出现肃杀的景象,此时应主动、及时调整好心情和心态,不要受秋之肃杀之气的影响,切勿悲忧伤感。这时天高云淡,气温适宜,可适当去郊游,有助于情绪和畅,保持心情愉悦,促进人体气机的顺畅。

108. 白露时节是什么时候?

《月令七十二候集解》:"水土湿气凝而为露,而气始寒也。"白露是二十四节气中的第十五个节气。

109. 白露时节有什么特点?

白露的到来意味着炎热的天气结束,气温渐凉,早晚温差大,是反映自然界气温变化的节令。

110. 白露时节心脏病患者饮食应注意什么?

秋在五脏应肺,肺为娇脏,通过口鼻与外界相通感受六气变化,易受外邪侵袭。此时燥邪渐盛,燥易伤肺,容易使人口干、鼻干、咽干、大便干。可适当食用一些生津润肺、滋阴益气的食物,如白萝卜、梨、芝麻、蜂蜜等。勿食秋瓜,有"秋瓜坏肚"之说。贪食生冷,会使脾胃受损,或者发生腹泻等秋季常发疾病。虚寒患者应慎食或禁食寒凉之物。

111. 白露时节心脏病患者运动应注意什么?

坚持适当的体育锻炼,不仅可以调养肺气,还有利于增强各组织器官的免疫功能,可提升免疫力,避免很多疾病的发生。可根据兴趣及体力进行骑车、散步、气功导引等多种方式的运动。伴有呼吸系统疾病的人,晨雾天气应避免外出活动。

112. 白露时节患者起居应注意什么?

作息应该遵循节律,早睡早起,早晚温差大,正午气温较高,"白露身勿露",告诉人们白露时节不能袒胸露体,尤其是早晚多添衣物。不要再铺凉席,穿长袖睡衣,晚上盖好衣被,避免着凉感冒。

113. 白露时节心脏病患者精神调摄应注意什么?

肺在五志与忧相应,在季节与秋相应,肺气虚者或老年人目睹秋风萧瑟的情景,悲伤之情不免会由心而生,因此要畅情志,保持内心平静,不以物喜,不以己悲,减少情志过激对身体的伤害。可根据爱好进行练字、画画、弹琴等活动,怡养性情。

114. 秋分时节是什么时候?

《月令七十二候集解》:"秋春,八月中。解见春分。"秋分是二十四节气中的第十六个节气。

115. 秋分时节有什么特点?

阴阳平衡。

116. 秋分时节心脏病患者饮食应注意什么?

秋分后气温迅速下降,这时以凉燥为主,在饮食上应注意滋阴生津,润肺养肺。可选用鸭、银耳、蜂蜜、莲藕等食物食用,尽量避免韭菜、姜、辣椒等辛味发散的食物,以免耗伤津液。

117. 秋分时节心脏病患者运动应注意什么?

不宜过于强烈,可选择轻松和缓,运动量小的项目。这样不会因汗出过多而耗气,又可以舒展筋骨,提高身体素质。可以练习八段锦、太极拳等导引功法,既能养形,又能调节心神。

118. 秋分时节心脏病患者起居应注意什么?

早睡早起,有助于收敛神气和清肃肺气。秋分后昼夜温差大,根据气温增减衣物,防止寒邪入侵。

119. 秋分时心脏病患者精神调摄应注意什么?

秋天的肃杀,易让人触景生情,产生"悲秋"的伤感,可安定神志,清静养神,缓和肃杀之气,适应秋天的容平之气。体力适合者可登高远望,一扫愁闷。

120. 寒露时节是什么时候?

《月令七十二候集解》:"九月节,露气寒冷,将凝结也。"寒露是二十四节气中的第十七个节气。

121. 寒露时节有什么特点?

寒露是第一个带"寒"字的节气,气候已从凉爽过渡到了寒冷,天气也会更加干燥。

122. 寒露时节心脏病患者饮食应注意什么?

仲秋至深秋,燥邪当令,所以应多喝水(心力衰竭患者除外)补足水分,饮食以"酸、甘、润"为主,少食辛温发散之品。五味中的酸可化阴生津。可食雪梨、蜂蜜、黑芝麻等食物以养阴生津,润燥,缓解人体干燥情况。秋属金,五行上来说土生金,多食甘淡补脾食物也能够缓解肺燥情况,如山药、大枣、粳米、鸭肉等。

123. 寒露时节心脏病患者运动应注意什么?

寒露过后天气变凉,早晚温差大,进入心血管发病的高发期。长期坚持适宜的运动,可有助于强化心肺功能,还可以提高抗寒和抵御疾病的能力。多做伸展类的运动,可以收敛心神,更容易控制情绪起伏,利于气血循环的通畅。

124. 寒露时节心脏病患者起居应注意什么?

天气变得寒凉,降温幅度大,昼夜温差明显,这时候不适合"秋冻",要及时添衣,避免受寒引起血管痉挛,从而减少急性心肌梗死的发病率。"寒从脚下生",睡前可以用热水泡脚,心血管疾病的患者水温不宜过烫,泡脚也有润肠的作用,从而缓解燥邪引起的大便干结。

125. 寒露时节心脏病患者精神调摄应注意什么?

自然的变化,规律使然,要认识到万物从萌生到繁华再到凋零是自然生长的规律,大可不必伤怀,保持豁达的心胸,不过分计较得失,平和待人,不急不躁,避免气候对人体健康产生的影响。

126. 霜降时节是什么时候?

《月令七十二候集解》:"九月中,气肃而凝,露结为霜矣。"霜降是二十四节气中的第十八个节气。

127. 霜降时节有什么特点?

霜降是阳气由收到藏的过渡,此时,地面上的阳热之气,几乎完全下沉到地下,地面上的阴寒之气越来越重。我国部分地区气温已至零度或更低,天地呈阴盛阳衰之象。

128. 霜降时节心脏病患者饮食应注意什么?

民间有"补冬不如补霜降"的说法,以平补为主,可供选择的药材有沙参、麦冬、百合、玉竹、党参等,但应根据患者的体质而定,才能有效地调养身体。此时的柿子是最时令的水果,柿子入肺经,有润肺生津、清热止血的作用,正好可以应对秋燥。但吃柿子不要空腹吃,每次不超过100克,糖尿病、胃炎、便秘的患者不宜食用。

129. 霜降时节心脏病患者运动应注意什么?

霜降时,气温较低,寒主收引,人体的肌肉和韧带会处于紧缩状态,肌腱和韧带的弹力和伸展性也会降低,在进行锻炼前,要做热身运动。户外锻炼时,宜穿宽松、舒适的外套,身体发热时脱去,锻炼结束,出汗较多时及时穿上,以免受凉感冒。但运动不宜剧烈,不宜大汗淋漓,以免耗伤阳气。

130. 霜降时节心脏病患者起居应注意什么?

保证充足的睡眠,有助于身体阳气的潜藏。为过冬打下良好的身体基础。不熬夜,可减少对身体阴精的消耗。注意保暖,夜间睡觉时应关窗防风。心血管病患者尤其要防寒。

131. 霜降时节心脏病患者精神调摄应注意什么?

霜降三候之一是"草木黄落",大地一派萧瑟之景,易让人感到悲忧,悲伤肺。有凋零也有绽放,傲霜的秋菊此时开得正好,可以和朋友进行赏菊,转移秋悲的不良情绪。

132.《黄帝内经》对"冬三月"的摄生养护原则是什么?

"冬三月,此谓闭藏。水冰地坼,无扰乎阳,早卧晚起,必待日光,使志若伏若匿,若有私意,若已有得,去寒就温,无泄皮肤,使气亟夺,此冬气之应,养脏之道也。逆之则伤肾,春为痿厥,奉生者少。"

133. 立冬时节是什么时候?

《月令七十二候集解》:"立冬,十月节,立,建始也;冬,终也,万物收藏也。"立冬是二十四节气中的第十九个节气。冬天的第一个节气。

134. 立冬时节有什么特点?

生气开始闭蓄,万物进入休养、收藏状态。其气候也由秋季少雨干燥向阴雨寒冻的冬季气候转变,冬季以养脏为主。

135. 立冬时节心脏病患者饮食应注意什么?

冬季对应五脏中的肾,是补肾养肾的最佳时机。五色入五脏,黑色入肾脏,立冬养身多食黑色食物,如黑芝麻、黑豆、木耳、甲鱼等。有些食材是药食两用的,比如黑豆,入心、肾、脾经,有健脾益肾、活血利水的功能,适合心力衰竭的患者。

136. 立冬时节心脏病患者运动应注意什么?

可行适量的体育锻炼,这样可使全身气血通畅,增强抗寒能力。冬季是万物收藏的季节,因此不宜做高强度、剧烈的运动。运动前做适量的热身运动,如伸展肢体、慢跑等,身体微热后再行健身运动。心脑血管患者忌剧烈运动。

137. 立冬时节心脏病患者起居应注意什么?

立冬以后,昼渐短,夜渐长,宜顺应昼夜的变化,早睡晚起。对于年老体弱的人来说,最好等待太阳升起来后再起床,这样有助于阳气的封藏。北方冬天一般会有暖气和空调。室内外温差较大,外出时做好保暖,尤其要护好头部、颈部、腹、关节等易感受寒邪的地方。冬天流感高发,保持室内通风良好,外出戴口罩,勤洗手。对于心脑血管的患者,立冬后减少外出,避免寒冷刺激。

138. 立冬时节心脏病患者精神调摄应注意什么?

顺应自然气机内藏的变化,在情志方面做到静心宁神,收敛神气,情绪以"藏"为主。不宜大喜大怒,对待事情平和应对,宠辱不惊,有利于阳气的潜藏。冬在五脏应肾,在五音属羽,可听一些低沉柔和的乐曲,如《梅花三弄》《二泉映月》等,有助于安神定志,和缓身心,涵养肾气。

139. 小雪时节是什么时候?

《月令七十二候集解》:"十月中,雨下而为寒气所薄,故凝而为雪。小者未盛之辞。"小雪是二十四节气中的第二十个节气,冬季第 2 个节气。

140. 小雪时节有什么特点?

"雪"是水汽遇冷的产物,代表寒冷与降水,这时节的气候寒未深且降水未大,故用"小雪"来比喻这时节的气候特征。"小雪"是个比喻,反映的是这个节气期间寒流活跃、降水渐增。

141. 小雪时节心脏病患者饮食应注意什么?

天气寒冷时宜食用热量较高的膳食,就是宜温补和益肾。温性食物有羊肉、牛肉、鸡肉等。益肾的食物有腰果、栗子、核桃等干果类。北方室内干燥,很多人感到口鼻干燥,再加上食用太多肉类,往往容易消化不良,还会产生"内热",出现烦躁、便秘的情况,可搭配清火滋润的食物,如白萝卜、白菜、菠菜、木耳等。也可以多喝热汤。

142. 小雪时节心脏病患者运动应注意什么?

冬虽主收藏,但不是什么活动都不需要做,即便是心脏病患者也可根据自己的耐力进行合适的运动。民谚有云:"冬天动一动,少闹一场病,冬天懒一懒,多喝药一碗。"可见运动对健康的重要性。但要注意避免在大风、大寒、大雪、雾霾中锻炼。在恶劣天气的情况下可选择室内锻炼,如练八段锦、瑜伽等,以微微汗出为度。

143. 小雪时节心脏病患者起居应注意什么?

小雪时节,天气寒冷,不易扰动阳气,早睡晚起,日出而作,日落而息。保证充足的睡眠,以利阳气潜藏,阴精积蓄。天气寒冷,注意保暖,寒主收引,寒气会引起血管痉挛,从而加重心肌缺血,故心脏病患者尤其要注意保暖。

144. 小雪时节心脏病患者精神调摄应注意什么?

小雪时节,天气阴冷晦暗,人的心情也会受到影响,容易压抑、低沉,所以要积极调整自己的心态,保持乐观,节制喜怒,避免剧烈的情绪波动,培养兴趣爱好,寻找适合自己的娱乐方式放松,激起对生活的向往和热情。著名医家吴尚说过:"七情之病,看花解闷,听曲消愁,有胜于服药也。"可见陶冶情操对健康也是有积极作用的。

145. 大雪时节是什么时候?

《月令七十二候集解》:"大雪,十一月节,至此而雪盛也。"大雪是农历二十四节气中的第二十一个节气。

146. 大雪时节有什么特点?

气温将显著下降,天气寒冷,降雪可能性更大。

147. 大雪时节心脏病患者饮食应注意什么?

多吃萝卜、白菜、土豆、红薯等根茎类蔬菜,吸收收藏之气。不宜吃反季蔬菜,反季蔬菜不利于阳气收敛,易使心肾之气上浮外泄。

148. 大雪时节心脏病患者运动应注意什么?

天气虽冷,坚持适当的体育锻炼可以促进血液循环,增强抵抗力。但需要根据个人情况和耐受力进行体育锻炼。不宜进行剧烈运动,不宜大汗淋漓。年纪大的可进行散步、导引等运动,室外活动宜日出后进行,且需要注意安全。

149. 大雪时节心脏病患者起居应注意什么?

避寒就温,戴好围巾,护好脖子,减少劳累。太阳下山,心即休息,早起升阳气,早睡养阳气。

150. 大雪时节心脏病患者精神调摄应注意什么?

宜静心敛,不可伤心动怒。

151. 冬至时节是什么时候?

《月令七十二候集解》:"冬至,十一月中。终藏之气至此而极也。"冬至是二十四节气中的第二十二个节气。

152. 冬至时节有什么特点?

阴极之至,阳气始生,是阴阳转化的关键节气。可借天力藏阳、养阳。白昼时间日渐增长,夜晚渐渐缩短,宣告着"数九寒天"的到来。

153. 冬至时节心脏病患者饮食应注意什么?

做好保暖、护阳,防止寒邪伤身,早睡晚起,补充被耗损的阳气,虚寒的心脏病患者,可以适当温补等,但内热阴虚的心脏病患者不宜进行温补。

154. 冬至时节心脏病患者运动应注意什么?

早晨运动不宜过早,最好选早上太阳出来后的 8 ~ 9 点,或者下午 4 ~ 5 点。

155. 冬至时节心脏病患者起居应注意什么?

冬至之后,阳气藏匿,阴气盛极,万物渐于休止,顺应节律变化,在冬至适当增加睡眠,早睡晚起,不熬夜,养精蓄锐。冬至到大寒是最冷的时候,心脏病患者要注意防寒保暖,如有不适及时去医院就诊。

156. 冬至时节心脏病患者精神调摄应该注意什么?

精神内守,身心悉静,保持恬淡、愉悦的心情,勿大怒大喜以扰阳气,平时可练习静坐、站桩、书画等以怡养性情。

157. 小寒时节是什么时候?

《月令七十二候集解》:"小寒,十二月节。月初寒尚小,故云,月半则大矣。"小寒是二十四节气中的第二十三节气。

158. 小寒时节有什么特点?

小寒,虽名为"小",却是一年中最冷的日子。寒气到达顶峰。小寒防寒是关键。

159. 小寒时节心脏病患者饮食应注意什么?

饮食以清补、润燥为主,不宜温补,少食辛辣,适量饮水。

160. 小寒时节心脏病患者运动应注意什么?

适量运动,运动前做好充分准备活动,可选用中医养生功法太极拳、八段锦、易筋经等。避开过寒、风雪、雾霾天气。

161. 小寒时节心脏病患者起居应注意什么?

中医认为,人体内的血液,得温则易于流动,得寒就容易停滞,所谓"血遇寒则凝",说的就是这个道理。所以保暖工作一定要做好,尤其是老年人。阳光较好的时候,尽量到外面多晒太阳。

162. 小寒时节心脏病患者精神调摄应注意什么?

宜静神少虑、畅达乐观,不为琐事劳神,心态平和,增添乐趣。

163. 大寒时节是什么时候?

《月令七十二候集解》:"十二月中,解见前(小寒)。"大寒是二十四节气中的最后一个节气。

164. 大寒时节有什么特点?

大寒,是天气寒冷到极点的意思。

165. 大寒时节心脏病患者饮食应注意什么？

大寒为阴邪寒邪最盛之时，天气干燥，饮食以温补滋阴为主要原则。宜食的干果类有核桃、栗子、大枣等，宜食的肉类有羊肉、牛肉等，宜食的蔬菜有萝卜、白菜、土豆等。大寒与立春交接，阳气开始萌生，饮食上也应顺应季节变化，进补量应适宜减少，添加一些升散的食物如香菜、葱白等。

166. 大寒时节心脏病患者运动应注意什么？

日出后适量活动，慢运动比较适宜，如散步、打太极拳等。

167. 大寒时节心脏病患者起居应注意什么？

古谚有云："大寒大寒，防风御寒"，外出时适当增添衣物，保暖防寒。尤其要注意头颈、腰、膝盖、脚踝的保暖。室内温湿度适宜，温度过低易伤阳气，温度过高易导致疲劳、干燥。冬季外感较多，适时开窗通风，保持室内空气新鲜。有心血管疾病的人群宜减少外出。

168. 大寒时节心脏病患者精神调摄应注意什么？

大寒时节的到来意味着春节临近，此时年底工作量大，人际交往应酬增加，情志易起伏，凡事不宜操劳过度，避免急躁发怒，尽量排除外界不良的干扰刺激。

（三）中医传统功法

1. 什么是中医传统功法？

中医传统功法是指人体通过"调身""调息""调心"的锻炼，改善"精气神"，调节人体气血，锻炼机体生理功能，符合中医学的整体观念、阴阳辨证等哲学理论，起到提高身体功能，防病强身的一种传统预防保健方式。

2. 中医传统功法的来源是什么？

传统功法源于"舞"，公元前 241 年《吕氏春秋》："昔陶唐氏之始，阴多滞付而湛积,水道壅塞,不行其原,民气郁瘀而滞者,筋骨瑟缩不达,故作为舞以宣导"。

3. 中医"六艺"指什么?

中医"六艺"是指《黄帝内经》中针、灸、砭、药、导引、按跷。

4. 导引术都应用于哪些方面呢?

《黄帝内经》指出导引术适用于"痿、厥、寒、热"和"息积",《金匮要略》强调以"导引、吐纳、针灸、膏摩"治疗四肢"重滞"症,《中藏经》指出"导引可逐客邪于关节"。

5. 中医传统功法有哪些要素?

调身、调息、调心。

6. 什么是调身?

调整形体,使自己身体符合练功姿态、形态的要求。

7. 调身的作用是什么?

起到牵拉肌群、肌腱、韧带的作用,有效提高柔韧性,增加肌肉的耐受性。

8. 什么是调息?

"细、静、匀、长",吸气深长有力、呼气均匀缓慢。

9. 调息的作用是什么?

锻炼过程中吸气深长有力、呼吸均匀缓慢,延长了通气时间,增加了肺泡弥散;而腹式呼吸的同时增加了膈肌力量、缓解肋间肌肉的疲劳,使呼吸肌进行等长收缩和等张收缩,从而增强呼吸肌的收缩耐力和能力,最终改善呼吸功能。

10. 什么是调心?

将意念集中,发挥意识的能动作用,以提高练功效果。

11. 调心的作用是什么?

锻炼时调节去甲肾上腺素水平,抑制迷走神经张力、平衡自主神经系统,从而增加心肌电稳定性、改善心率特异性,对患者的症状、体力、情绪方面作用显著。

12. 中医传统功法有哪些原则?

天人合一、刚柔相济、动静结合。

13. 中医传统功法理论基础是什么?

整体观、阴阳学说、五行学说、天人合一观、经络学说、治未病理论、自愈理念。

14. 中医传统功法的健身治病的机制是什么?

中医养生功法以中医学为理论基础,以意、气、形、神逐渐融为一体为至高境界,集武术、导引、呼吸吐纳于一体,收养生养性之双效。

15. 中医传统功法保健养生的功效有哪些?

调节气血、炼精化气、梳理三焦、增加肺活量、调理脾胃、增强人体平衡与协调的能力、调节智力、增强体质、调节心神以及抗衰老、提高免疫力的功效。

16. 中医传统功法的分类有哪些?

①偏重肢体动作的,即动作导引术,如八段锦、五禽戏。②偏重呼吸吐纳的,即以意守为主的健身术,如六字诀。③肢体动作和呼吸吐纳地位不相上下的。

17.中医传统功法有哪些?

有八段锦、五禽戏、易筋经、太极拳、六字诀等。

18.中医传统功法属于现代的哪种运动类型?

属于中强度或以下的有氧运动,即能增强体内氧气吸入、运送及利用的耐久性运动。

19.中医传统功法的运动时间为多少合适?

一般情况下,每周至少2.5小时,每次运动时间不可少于30分钟。每周不少于5次。

20.中医传统功法的运动特点是什么?

强度低、时间不中断、有节奏。

21.中医传统功法运动处方的制定原则有哪些?

①因人而异的原则。②安全性原则。③有效性原则:科学合理安排运动内容,按质按量完成。④全面性原则。

22.什么是因人而异的原则?

同一疾病的不同时期,同一个人不同功能状态,运动处方有所不同。

23.安全性原则是什么?

时刻关注患者的身体状况,确保运动安全。

24.全面性原则是什么?

目的应该是提高患者的生活质量,不能只刻板地按照制订计划进行,注意饮食、睡眠、情绪等,注意维持人体生理和心理平衡。

25. 给患者制定中医传统功法前应评估什么?

并发症、视力、听力、体力、运动耐力、平衡能力、骨关节病变、心肺等器官功能情况。

26. 怎么监测中医传统功法的运动强度?

现代临床医学常用心率储备法进行目标心率计算,健康人要求运动时接近而不超过靶心率,而患者应严密监测心率、血氧,同时结合自我主观感觉评价,从而实现对运动强度的监测。

27. 目标心率是多少?

目标心率计算公式:(220−年龄)×(60% ~ 80%)。静息心率以晨脉为准。老年患者中等强度运动心率一般控制在"静息心率+(20 ~ 30)"之内。

28. 自我主观感觉评价标准是什么?

技术动作能维持稳定不变形,呼吸自然不憋气,运动速度能保持均匀徐缓,身体重心能维持相对稳定,身心放松,微微汗出。

29. 住院患者适合用什么评价运动强度?

可使用伯格主观疲劳评定量表,与患者保持沟通,受测者可以立即描述除当时主观上感觉吃力的程度。

30. 怎么理解"导气令和,引体令柔"?

"导"指"导气",导气令和;"引"指"引体",引体令柔。

31. 如何练习中医传统功法?

初始练习时,必须将整个功法认真学习。当能熟练运用后,可以根据患者及病情的需要,取其中相关姿势加以训练。

32. 练习导引术时需要注意什么?

一是"静",心态要平和稳定,浮躁不得、忧虑不得。二是"匀",呼吸吐纳要均匀,急迫不得、烦躁不得。三是"柔",肢体动作要柔顺,僵硬不得、冲撞不得。四是"常",坚持锻炼,不能"三天打鱼,两天晒网"。

33. 中医传统功法适用于心内科哪些疾病?

高血压,高脂血症,预防冠心病的发生;改善冠心病患者的心肺功能,减少心绞痛的发病次数,改善冠心病患者的焦虑抑郁状态,提高其生活质量;提高降低血压的有效率。

34. 中医传统功法在心血管疾病应用中的优势有哪些?

①改善心肺功能;②提高生活质量;③降低心血管病危险因素;④依从性高。

35. 中医传统功法为什么可以改善心肺功能?

改变心肌微细结构,使心肌纤维变粗,瓣膜弹性提高,增强交感神经兴奋水平,进而增强心肌收缩力,使心脏泵血能力得到提高,加强呼吸肌的锻炼,改善肺的通气功能,有效提高机体的心肺功能。

36. 中医传统功法为什么可以提高生活质量?

减少心血管疾病发作次数及时间,有效改善心血管疾病临床症状,降低再住院率、心血管事件率和死亡率。练习传统功法时,要求患者形神统一,缓解患者焦虑、抑郁,同时加强下肢锻炼,可降低老年患者跌倒风险。

37. 中医传统功法为什么可以降低心血管疾病的危险因素?

通过对血压、血脂、血糖水平的控制,降低心血管疾病患病风险,抑制血小板聚集,改善血管内皮功能,从而达到对心血管疾病的预防作用。

38. 中医传统功法为什么会依从性高？

中医传统功法运动负荷较轻，老年、中高危患者也可进行，该运动具有群体性，适宜在社区推广。

39. 中医传统功法在哪个时间段练习最好？

在早晨的 5~9 点练八段锦最好。而 5~9 点正好是肠经、胃经、肝经、脾经活跃期，此时锻炼能更好地利五脏六腑，通经络结气，是最佳的锻炼时间。

40. 如果 5~9 点没有时间，其他时间可以练习吗？

无法早起锻炼的，可以选择其他时间，避免过饥、过饱、身体不适的情况下即可，都是可以达到锻炼效果的。上班的慢病患者可以选择睡前 2 小时锻炼，还有助于睡眠。

41. 中医传统功法能空腹练吗？

有低血糖的人群不宜空腹练八段锦，以免出现低血糖症状。

42. 吃完饭多久练中医传统功法合适？

吃完早饭后，需休息半小时至 1 小时左右再锻炼，避免空腹锻炼引起身体不适。

43. 练完中医传统功法多长时间洗澡合适？

一般建议在练完中医传统功法之后的 0.5~1.0 小时后再洗澡，如果只是洗手洗脸，是随时都可以的。因为洗脸洗手，只是身体小面积接触水，并不影响。但是在练完中医传统功法之后，由于身体出汗，是不能立即洗澡的，此时毛孔是完全张开状态，不管水是冷还是热，都很容易让湿气进入体内，对身体功能造成影响。长期这样会对骨骼、关节造成伤害。

44. 练完中医传统功法多长时间吃饭合适？

0.5~1.0 小时后。因为在刚练完中医传统功法时，由于血液多集中在肢体肌肉和呼吸系统等处,而消化器官血液相对较少,消化吸收能力差,运动后需要经过一段时间调整,消化功能才能逐渐恢复正常,立即吃饭容易引起胃肠功能的紊乱、呕吐、消化不良等情况。

45. 什么情况下不宜在室外练习?

冬季太阳还未出来的早晨以及雾霾天气,心脏病患者不宜选择在室外进行练习。

46. 为什么在冬季太阳还未出来的早晨不能练习?

因为寒冷不但会侵袭关节,还会使人体抵御呼吸道疾病的能力降低。另外寒冷会增加交感神经的压力,影响人体气血运行,会让人体心脏负荷加重,血压升高,血管痉挛,从而引起一系列的心血管疾病。

47. 为什么在雾霾天气不能练习?

传统功法中很多动作都有扩胸与含胸的导引,肺部活动比较充分,会吸入大量的空气和杂质,雾霾中有害的物质会进入肺中更多。

48. 中医传统功法非得做全套动作吗?

总的来说,练习完成整套中医传统功法时健身的效果会更好,但是每套中医传统功法的简易程度不一样,每个人的身体情况也不一样,可以酌情选择其中的个别招式练习。

49. 自己怎么判断运动强度呢?

如果练习中医传统功法后身体舒适、心情愉悦,或稍有疲劳感,说明练习者的安排是比较合理的。如果练习后有身体不适感或疲劳感比较重,说明练习量过大,可适当减少练习量。

50. 对于心脏病患者怎么确定运动强度呢?

除了上述运动强度原则外,心脏病患者急性期是不宜练习的,稳定期每次练习的时间不宜过长。或根据情况选其中的几式进行练习。或者分 2 次和 3 次进行练习。也可以随着练习时间的增加以及身体素质的增强不断缓慢增加自己的练习量。

51. 动作必须按规定完成吗?

对于一些幅度较大的动作,可以按照自己的身体状况减少动作的幅度,尤其关系到腰部、膝关节、踝关节时。

52. 练习中医传统功法时如何选择衣服?

选择比较宽松的衣服,也不一定是练功服。也不宜过度宽大,过宽会影响动作的准确性。

53. 练习传统功法时如何选择鞋子?

舒适、轻便、柔软的平底鞋。传统功法中有很多俯仰和扭转身体的动作,要求练习者的脚步稳稳地撑住身体,舒适的平底鞋可以让脚部的支撑更牢固。功法中也会有不少脚和腿部的动作,这要求鞋子必须轻便,过重会影响动作的衔接。柔软的鞋子可以更好地保护脚部,可以让脚更好地做好向内扣回及脚尖点地的动作。

54. 练习中医传统功法时能闭上眼睛吗?

练习时练习者不宜闭上眼睛。闭上眼睛容易让人失去方向感和平衡感。中医传统功法中的一些动作也是要用眼睛来配合的,所以不宜闭上眼睛。

55. 中医传统功法必须配乐吗?

在有条件的情况下可以配乐。中医传统功法一般选用的是中国民族古典音乐,舒缓平和,流畅自然,能够让人感到放松、宁静,让人在做动作时很快进入静、匀、柔的境界。没有条件的情况下也不强求,也可以达到锻炼效果。

56.什么是八段锦?

八段锦是一种功法的名称。古人把这套动作比喻为锦,意为动作如锦缎般优美舒展,又因为功法共有八段,每段一个动作,故名为八段锦。

57.八段锦的演变历程是什么?

立式八段锦的动作渊源于汉代导引图;动作雏形源自梁代陶弘景著的《养性延命录》;八段锦之名最早见于北宋洪迈的《夷坚志》;功法最早文字记录见于南宋曾慥《道枢·众妙篇》;语言歌诀化的出现最早见于宋元时《灵剑子引导子午记》中的"许真人引导诀";元明清时期发展相对缓慢;八段锦之名的正式命名以及简易歌诀的最早记载始于清初。

58.八段锦的分类有哪些?

八段锦有坐式八段锦与立式八段锦之分,有北八段锦与南八段锦、文八段锦与武八段锦、少林八段锦与太极八段锦之别。

59.立式八段锦的内容是什么?

双手托天理三焦,左右开弓似射雕。调理脾胃需单举,五劳七伤向后瞧。摇头摆尾去心火,两手攀足固肾腰。攒拳怒目增气力,背后七颠百病消。

60.八段锦的作用是什么?

前四段治病,后四段强身。

61.八段锦第一式是什么? 其作用及练习要点是什么?

第一式是双手托天理三焦。三焦,中医学对人身体部位的名称,分为上焦、中焦和下焦。上焦指胸膈以上部位,包括心、肺等脏腑;中焦指膈以下、脐以上部位,包括脾、胃等;下焦指脐以下,包括肾、膀胱、大肠、小肠等。三焦是六腑中最大的一腑,无形又无相,但是却总领各脏腑的气化、水化全过程,又主津液的输布排泄。三焦又分上、中、下三焦,上焦主心肺,主宣发肃降;中焦主脾胃,主水谷之气的运化;下焦管肝肠肾,主水液残渣的排出。

(1)作用:这节动作是全身的伸展活动,又伴随呼吸闭气导引,所以可以对内脏各部进行调理。同时对腰背肌肉骨骼也有良好作用,有助于矫正肩内收和驼背等不良姿势。

(2)练习要点:两手如捧物(手指相对)由腹前提至胸前,翻掌心向下;然后两小臂内旋,双手上托至头上,充分展臂如托天状;同时提起脚跟,吸气。两臂外旋转掌心向身体,顺体前下落至体两侧;同时,脚跟落地,呼气。

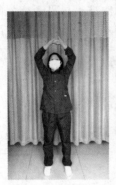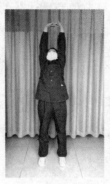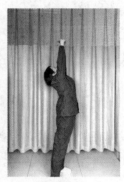

双手托天理三焦

62.八段锦第二式是什么? 其作用及练习要点是什么?

第二式是左右开弓似射雕。

(1)作用:这一动作的重点在胸部,上焦。除了头以外,上焦可以说是全身最重要的部位,这节动作影响所及包括两手、两臂和胸腔内的心肺,通过扩胸伸臂可以增强胸肋部和肩臂部肌肉,加强血液循环。

(2)练习要点:做的时候要舒胸,胸廓要舒展,后背夹脊,就是后背两个肩胛骨往一起合。另外要坐腕,手掌和手腕的夹角是90°,这是要牵拉我们的肺经、心经、心包经,也就是手三阴。勾手时要指如钢钩,促进末梢气血的循环。左右开弓似射雕中有马步和偏马步,活桩的变化可以促进气血的运行。

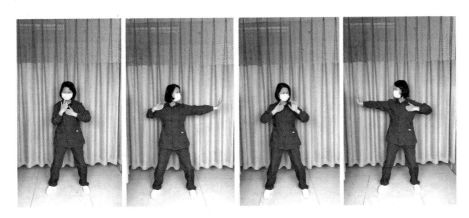

左右开弓似射雕

63. 八段锦第三式是什么？其作用及练习要点是什么？

第三式是调理脾胃需单举。

（1）作用：这段动作是一手上举，一手下按，上下用力相争，使两侧内脏器官和肌肉进一步受到牵引，特别是使肝、胆、脾、胃受到牵拉，使胃肠蠕动和消化功能得到增强，久练有助于防治肠胃等疾病，增强消化功能。

（2）练习要点：双手经腹前捧至胸前，左手翻掌上举呈单臂托天状（指尖向右），右手翻掌下按于右胯旁（掌心向上，指尖向前）。左手臂外旋，转左掌心向后顺体下落，右手沿体前上穿，两手臂经胸前交充满（右手臂在里），右手臂上举成托天状，左手顺体下按停于左胯旁。

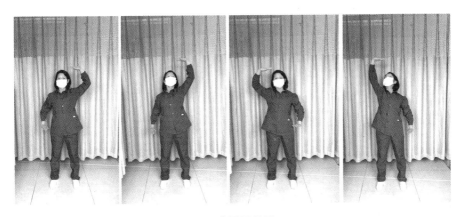

调理脾胃需单举

64.八段锦第四式是什么? 其作用及练习要点是什么?

第四式是五劳七伤向后瞧。五劳,指"久视伤血,久坐伤肉,久立伤骨,久行伤筋,久卧伤气"。七伤,是我们的七情六欲而造成神经紊乱失调,从而造成脏腑气血劳损。

(1)作用:通过头部及躯干反复向左、向右转动,对活跃头部血液循环、增强颈部肌肉活动有较明显的作用,调节它们对脏腑气血及身体各部的作用,从而达到消除疲劳和劳损的目的。而且对消除大脑和中枢神经系统的疲劳和一些生理功能障碍等也有促进作用。有助于防治肠胃等疾病,增强消化功能。

(2)练习要点:头慢慢向右后成左后转动,转至最大限度,同时眼尽量向右后或左后看,同时吸气。转头还原,同时呼气。

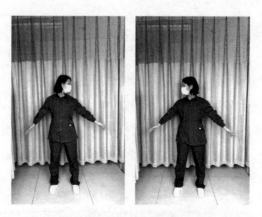

五劳七伤向后瞧

65.八段锦第五式是什么? 其作用及练习要点是什么?

第五式是摇头摆尾去心火。此动作活动较为剧烈,血压高、心脏病患者慎做。亦可左右旋转一圈即可。

(1)作用:这段动作是个全身性动作,对整个身体都有良好作用。所谓去心火,就是去掉心里阴火、虚火,使阴阳达到平衡。

(2)练习要点:上体及头前俯深屈,随即在左前方尽量做弧形摇转,同时臀部相应右摆,左腿及右臂适当伸展,以辅助摇摆。同时呼气。上体转正复原,同时吸气。

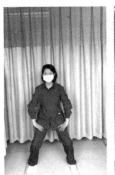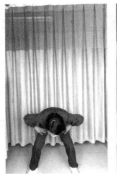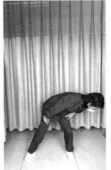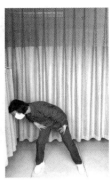

摇头摆尾去心火

66.八段锦第六式是什么？其作用及练习要点是什么？

第六式是两手攀足固肾腰。

（1）作用：坚持练两手攀足可使腰肌延伸而受到锻炼，使腰部各组织、各器官，特别是肾脏、肾上腺等得到增强，既有助于防治常见的腰肌劳损等病，又能增强全身功能。

（2）练习要点：上体缓缓向前深屈，直膝垂臂，两手攀握足尖（如做不到，可改为手触足踝），头略抬高，同时呼气。还原成预备式，同时吸气。双手抓住胸脊两侧，上体慢慢后仰，同时继续吸气。还原成预备式，同时呼气。

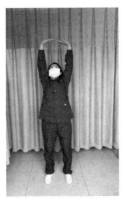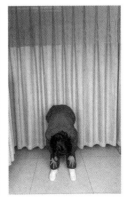

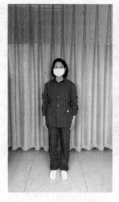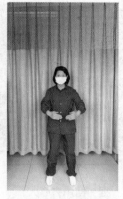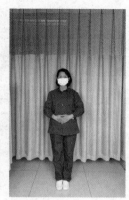

两手攀足固肾腰

67. 八段锦第七式是什么？其作用及练习要点是什么？

第七式是攒拳怒目增气力。

（1）作用：攒拳怒目，可使大脑皮质和自主神经激发兴奋，加强气血的运行；长期如此锻炼，会促进肌肉发达，体力、耐力逐渐加大。可激发经气，增强肌力，调理心肺等功能。

（2）练习要点：左拳慢慢地旋臂前冲拳，同时瞪眼目视前方呼气。旋臂收拳于腰侧，同时吸气。

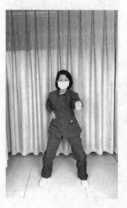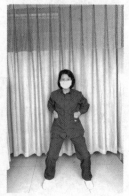

攒拳怒目增气力

68.八段锦第八式是什么？其作用及练习要点是什么？

第八式是背后七颠百病消。

(1)作用:此动作可以使全身各器官、各系统受到轻微震动复位,也是整体八段锦的最后调理动作。可疏通背部脊椎经脉,增强脊髓神经功能等。

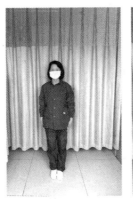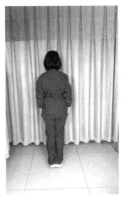

背后七颠百病消

(2)练习要点:两脚提踵,头向上顶,同时吸气。两脚跟落地还原,同时呼气。

69.八段锦单式练习多少个合适？

单式练习应在 30 个左右或根据自己的耐力。

70.左肝右肺是指什么？

左肝右肺不是解剖学上的所指,而是表示圆运动在人体的生发和肃降的作用。表示人体的气机运动。人体气机该升的升,该降的降,人体就会处于一个平衡的状态,也就可以达到"阴平阳秘,精神乃至"了。

71.八段锦中包括哪两种基本动作？

手型和步型。

72. 八段锦手型有哪些?

拳、掌、爪3种。①拳的动作:"拳"就是大拇指弯曲到环指的第三指节处,其余四指并拢弯曲到掌心。②掌的动作:掌有两种,一种是手掌侧立,一种是八字掌。手掌侧立,五根手指要稍稍分开,中间留有一定的缝隙,同时还要微微弯曲,手掌心随着手指弯曲的方向微微向内弯。八字掌:手掌向前方竖起,大拇指和示指稍稍分开并保持竖直的姿势,组成八字的形状,同时其余三根手指的第一、第二指节要弯向掌心,手掌心也随着手指的方向微微向内弯曲。③爪的动作:指手腕伸直,手掌侧立,五根手指并拢,大拇指的第一指节和其他四根手指的第一、第二指节都要弯向手掌心,并保持收紧的状态。

73. 什么是六字诀?

六字诀出自梁代陶弘景的《养性延命录》,是中医健身功法之一,以呼吸为根本方法,以"嘘、呵、呼、呬、吹、嘻"等字的发音为主要方式,影响脏腑经络而达到祛邪防病目的的健身功法。

74. 六字诀与哪些脏腑相对应?

六字诀功法一吹、二呼、三嘻、四呵、五嘘、六呬,吹属肾、呼属脾、嘻属三焦、呵属心、嘘属肝、呬属肺。

75. 什么是五禽戏?

最早见于西晋时陈寿的《三国志·华佗传》,五禽戏是东汉名医华佗编创的,就是按照5种动物的形体动作和神态编制的气功套路。

76. 五禽戏里面的"五禽"是指哪五种动物?

虎、鹿、熊、猿、鸟。

77. 五禽戏体现动物的什么脾性?

虎之威猛、鹿之安舒、熊之沉稳、猿之灵巧、鸟之轻捷。虎之威猛;鹿喜好挺身眺望,好角抵,运转尾闾,善奔走,通任、督二脉;熊憨厚沉稳,松静自然的神态;猿生性好动,机智灵敏,善于纵跳,折枝攀树,躲躲闪闪,永不疲倦;鸟取形与鹤,鹤轻盈安详。

78. 在功法练习的过程中,为什么会出现酸、痛、麻的情况?

在练习功法的过程中,会产生乳酸,就会出现酸的现象,痛就是结缔组织微创伤,麻是一种神经疲劳的感觉或者是老伤复发也会出现麻的现象。

79. 在功法练习的过程中,出现酸、痛、麻的情况应该怎么办?

出现酸的情况下可以适量增加运动量,出现疼痛的时候需要减少运动量,出现麻的情况可以先停止练习。

(四)心脏病患者的中医治疗技术

1. 什么是中医治疗技术?

中医治疗技术通常是指安全有效、成本低廉、简便易学的中医药技术,又称中医药治疗技术。中医治疗技术分类包括针法类、灸法类、手法类、中医外治疗法等。

2. 中医治疗技术适合什么样的患者?

适用于因长期持久的情志刺激超过了人体的正常生理活动范围,使人体气机紊乱,脏腑阴阳气血失调,从而导致疾病发生。适用于感冒、头痛、急性结膜炎、急性咽痛、急性胃痛、痛经、急性腰扭伤、小儿食积等疾病的患者,均可以采用中医治疗技术干预。

3. 心脏病患者的康复有哪些中医治疗技术?

(1)自然康复法:包括泉水、岩洞、高山、森林、香花、泥土、空气、日光疗法等。

(2)物理康复法:包括色彩、香气、冷疗、热疗、磁疗、声疗等。

（3）药物外治康复法：包括蒸、烫、洗、浴、熨、敷等疗法。

（4）情志康复法：包括怒疗、喜疗、思疗、悲疗、意疗及睡眠疗法等。

（5）音乐康复法：包括安神、开郁、悲哀、激动、喜乐等疗法。

（6）其他文娱康复法：包括舞蹈、钓鱼、风筝、弹琴、书画、弈棋、玩具、戏剧等。

（7）体育康复法：包括五禽戏、八段锦、太极拳、康复操等。

（8）气功康复法：包括松静功、内养、站桩、动桩、长寿、固精、保健、强壮、延年、益智等功法。

（9）针灸康复法：包括体针、皮内针、皮肤针、耳针、头针、灸法、拔罐等。

（10）按摩康复法：包括推法、拿法、揉法、搓法、捏法等。

（11）饮食康复法：包括各种各样的药膳方等。

（12）药物内治康复法：包括各类药物内服增强抗病能力，促进疾病康复的方法。

4.耳穴贴压在冠心病患者中如何实施？

中医认为，冠心病多为情志所伤，劳逸过度，久病体虚，饮食不节，阴阳失调等原因所致。故刺激耳穴能协调阴阳，调节脏腑，心主血脉，刺激心区可以达到通血脉、调气血、改善心肌缺血和缺氧状态。

冠心病临床应用主穴：心、皮质下、神门、交感；配穴：内分泌、肾、胃。发作时按压刺激，可达到缓解疼痛的效果。每日按压4~5次，两耳交替，10次为一疗程。

5.平衡火罐适用于哪种疾病患者？

适用于头痛、腰背痛、颈肩痛、失眠及风寒型感冒所致咳嗽等症状，毒蛇咬伤的急救等。此外，平衡火罐疗法还非常适合湿气重等亚健康人群。

6.艾灸在心脏病患者中如何实施？

不同症型心脏病患者的具体艾灸方法如下。

（1）寒凝心脉型心脏病

临床表现:猝然心痛如绞、痛彻胸背、遇寒痛甚、心悸气短、手足不温、舌淡暗、苔薄白、脉紧。

治疗原则:通经活络,宣痹通阳。

穴位处方:膻中、内关、厥阴、郄门、血海。

治疗效果:心脉通畅,通经活血,止心痛,除心慌。

(2)痰火内结型心脏病

临床表现:痰少质黏、火灼肺浊、气短、心绞痛、咽喉干燥、大便不畅。

治疗原则:清热泻火,祛痰活血。

穴位处方:膻中、心俞、曲泽、间使、丰隆。

治疗效果:行气宽胸、止心痛、清热安神、祛痰活血。

(3)痰浊闭阻型心脏病

临床表现:气短、胸闷、心痛、体胖多痰、肢体困重、眩晕心悸、睡眠不安、头晕、呕吐、恶心、苔厚浊腻、痰多黏稠、肢肿尿少。

治疗原则:健脾、温化痰饮。

穴位处方:膻中、厥阴俞、内关、中脘、丰隆、脾俞。

治疗效果:通心阳治心痛胸闷、健脾益气化痰。

(4)瘀血闭阻型心脏病

临床表现:突然性短暂的意识障碍、偏瘫、失语、舌紫暗或有瘀血、舌苔腻、脉涩或滑、唇色紫滞、心胸闷痛。

治疗原则:活血化瘀,通脉止痛。

穴位处方:膻中、厥阴俞、内关、郄门、血海、膈俞。

治疗效果:通心阳、治心痛胸闷、通气通血。

(5)心气不足型心脏病

临床表现:心胸隐痛、气短、倦怠乏力、面白自汗、舌质淡胖嫩、苔白、脉虚弱。

治疗原则:补益心气。

穴位处方:膻中、厥阴俞、内关、足三里、气海。

治疗效果:治心痛、胸闷、气短等症,升阳补气,治疗少气乏力,冒汗面白。

7. 穴位贴敷在心脏病患者中如何实施？

（1）胸痹穴位敷贴疗法：以两组主穴交替使用。①心俞、巨阙、内关、上巨虚。②厥阴俞、中脘、间使、足三里。气滞配肺俞、气海；血瘀配膻中、膈俞；痰浊壅盛配丰隆、太白；寒凝配关元、命门、中极。

（2）心痛贴：具有温阳通脉作用的"心痛贴"，适用于冠心病心绞痛患者，体质偏寒者尤为适宜。具有通阳散寒，活血止痛，通经活络的作用。心痛贴的贴敷穴位是膻中和心俞（双）。膻中穴在胸部，当人体前正中线上，平第4肋间隙，两乳头连线的中点；心俞穴在背部，当第5胸椎棘突下，旁开1.5寸。每次贴敷4~6小时后即可揭下。

（3）心衰贴：各种急慢性心衰出现水肿、腹水、喘憋者可以试试心衰贴，有利于温阳利水、消胀除满。贴敷的穴位是神阙穴，即肚脐，位于腹中部，脐窝正中央。贴敷前清洁肚脐周围，患者采用卧位或半坐位，取适量药物置于穴位上，再将贴纸覆盖即可，每日1次，每次贴服4~6小时，贴毕清洁皮肤即可，贴敷期间宜安静休息或轻度活动，尽量减少引起出汗的剧烈活动导致贴膜移位脱落。

8. 体外反搏在心脏病患者中如何实施？

体外反搏是一种无创的辅助循环疗法。经穴体外反搏疗法是以中医经络理论为指导，将中药颗粒（或替代品）置于丰隆、足三里等穴位，借助体外反搏袖套气囊，通过心电反馈，对穴位进行有效刺激，以达到舒通气血、化瘀通络目的的一种外治疗法。

（1）操作方法：将中药颗粒（或利用橡胶球、电极片、电磁产品等替代品）固定在所选穴位上，然后外缚体外反搏袖套气囊行体外反搏治疗，气囊压力大小根据患者耐受程度因人而宜，既不影响体外反搏治疗效果，又起到穴位刺激作用。1次/天，30分钟/次，疗程为10天。

（2）推荐穴位：丰隆、足三里等。

（3）临床应用：体外反搏除具有增加冠状动脉血流、促进侧支循环形成的作用外，还可改善血管内皮功能及降低血管僵硬度，改善左室功能，提高运动耐量。适用于冠心病、慢性心力衰竭等。经穴体外反搏疗法是将经络理论应用于体外反搏,集运动和血流动力学效应、穴位刺激、经络感传作用为一体的综合治疗。

(4)禁忌证:急性心肌梗死、中至重度的主动脉瓣关闭不全、夹层动脉瘤、瓣膜病、先天性心脏病、心肌病、活动性静脉炎、静脉血栓形成者禁用;血压170/110毫米汞柱以上者,应预先将血压控制在140/90毫米汞柱以下;伴充血性心力衰竭者行反搏治疗前,病情应得到基本控制,体重稳定,下肢无明显水肿,反搏治疗期间应密切监护心率、心律和血氧饱和度(SpO_2)等生理指标;心率>120次/分者,应控制其在理想范围内(<100次/分)。

9. 沐足疗法在心脏病患者中如何实施?

沐足疗法是根据中医辨证论治理论,将药物煎煮成液或制成浸液后,通过浸泡双足、按摩足部穴位等方法刺激神经末梢,改善血液循环,从而达到防病治病、强身健体作用的治疗方法。

(1)操作方法:沐足治疗盆或其他类似设备,加入中药方配置的药液,调节适宜温度,以35~45℃为宜。浸泡并按摩足趾、足心和足部常用穴位,或电动按摩足部反射区,1次/天,30分/次。

(2)推荐中药配方:桂枝10克,鸡血藤20克,凤仙草30克,食盐20克,常用于冠心病、心力衰竭。夏枯草30克、钩藤20克、桑叶15克、菊花20克,常用于高血压。

(3)临床应用:可用于冠心病、心律失常、心力衰竭、高血压等多种心脏疾病患者,根据患者体质及合并病、兼夹症状(如失眠、肢体疼痛、麻木)等,辨证组方治疗。

(4)禁忌证:病情不稳定者(如高血压急症、危重心律失常等)禁用,忌空腹及餐后立即沐足。

10. 五行音乐疗法在心脏病患者中如何实施?

心脏的功能障碍与情感功能障碍密切相关。音乐可调节情绪,放松心境,干扰人的认知行为。我国传统五音疗法是将宫、商、角、徵、羽五音分别与五脏、五志、五行相对应,以五行学说为核心以调节身心的一种音乐疗法。

11. 五行音乐疗法原理机制是什么呢?

五是个普遍的数字,如五指、五官、五脏、五味,有很多事物可以分为5类。木主生长,生法,柔和,条达舒畅;火主温热,升腾,明亮;土主生化,承载,受纳;金主清洁,清肃,收敛;水主寒凉,滋润,向下运行。木对应春季,火对应夏季,土对应长夏,金对应秋季。在各个季节里,对应的脏负担较重。

五行是依据中国数千年来的实践经验得出,木、火、土、金、水的五行理论,是指大自然的五行。《黄帝内经》中用五行来解释五脏之间的关系,指明人体中的五脏,即心、肝、脾、肺、肾分别为火、木、土、金、水5种属性。几千年来,五行理论被中医简洁明朗地传承着,并运用于实际的医学中,在疾病的病因、病理、治疗、用药等方面,均以五行相生相克的关系来研究。五脏五行理论成为中医辨证论治的一种基础性理论。五行并非可见的木、火、土、金、水5种自然物质和具体的风、寒、暑、湿、燥、火6种气候变化,而是构成万物的用料和质地,以及其运行所产生的自然界万般物象的变化。大自然的变化,有春、夏、秋、冬四时的交替,有木、火、土、金、水五行的变化,也因此而产生了寒、暑、燥、湿、风的气候。它影响了自然界的万物,形成了生、长、化、收、藏的规律。音乐不仅是一种精神调剂手段,还可以缓解病痛、辅助治疗疾病。引导性音乐想象技术是在音乐治疗基础上,通过引导词引导患者进行想象,想象的内容通常是美好的大自然情景和良好的自我体验,音乐过程中配有指导语。可以达到减轻或消除焦虑、紧张或抑郁,建立和强化安全感、放松感,从而提高患者自我效能的目的。

12. 在临床实施音乐疗法时患者要应注意什么?

(1)要帮助患者建立接受音乐治疗的信心,创造温馨的环境,应用安慰性语言来加强患者对医生的信任和解决他们的疑虑。

(2)在选择治疗音乐时,要了解患者的文化程度、社会背景、兴趣爱好,并在此基础上选择适合患者病情和情绪的音乐。

(3)可根据病情的程度将被动性音乐疗法和主动性音乐疗法交替使用,

共同达到治疗效果。

13. 中药如何煎煮?

(1)煎煮前:煎煮前一般无须清洗,用凉水浸泡药材约半小时。如果草药中有泥沙,可以用水迅速漂洗一下,忌浸洗。

(2)煎煮中

1)用水:以水浸过药材表面 2~3 厘米为佳,或者用手轻轻摁住药材,水面刚好漫过手背。通常一些花草类的药物吸水量较大,在浸泡半小时后水位下降,可以另加凉水至标准水位,再开始煎煮。

2)火候:一般的中药应先用武火,煮沸后改为文火。但一些治疗外感的中药,可以在煮沸之后,继续用武火煎煮 15 分钟左右即可。

3)时间:一般中药,头煎 20~25 分钟,二煎 15~20 分钟。解表类中药,头煎 10~15 分钟,二煎 10 分钟。滋补类中药,头煎应在 30~40 分钟,二煎 25~30 分钟。

4)复煎:普通中药煎煮两遍,但滋补类中药可以煎煮 3 遍。一些药量较大的方,也可煎煮 3 遍。

(3)煎煮后:立即滤取。药汤煎煮好,应趁热过滤倒出,不宜久置锅中。

(4)煎煮器:最佳煎煮器是传统的瓦罐、砂锅,搪瓷、不锈钢亦可,忌用铝锅、铁锅和铜锅。

温馨提示:注意先煎和后下。矿石类,如贝壳类、角甲类等质地坚硬药物;一些有毒的药物,如乌头、附子、商陆等;某些植物药,如天竺黄、火麻仁、石斛等须先煎。气味芬芳、含挥发油多的药物,如薄荷、藿香、豆蔻、砂仁及一些不宜久煎的药物(如钩藤、杏仁)等需后下。

14. 中药正确的服用方法是什么?

中药一般服法是一服汤药每天分 2 次温服,早、晚各服 1 次,或一天 3 次,分早、中、晚各服 1 次,但根据病情,有的一天只服 1 次,有的一天需服几次,有的又可以煎汤来代替茶饮。具体服用方法如下。

(1)温服:一般药物均宜温服,药煎好后放一会儿,待其不冷不热时服。

如平和补益药物。

（2）热服：凡伤风感冒的药，宜趁热服下，以达到发汗目的；祛寒通血脉的药也如此，以利于祛寒活血。

（3）冷服：在药液冷却后服。一般是指解毒药、止吐药、清热药均应冷服。

（4）顿服：是指药性峻烈的小剂量汤药，要一次服完。目的在于使药物在不伤正气的情况下，集中药力，发挥其最大效应，如通便、化瘀血药等。

（5）频服：凡咽喉病者、呕吐病者，宜采用频服的方法，缓缓服下，能使汤药充分接触患部，较快见效。

此外，使用峻烈药与毒性药时，宜从小量开始，逐渐加量，见效了就要立即停药，千万不要过量，以免发生中毒和损伤人体正气。

15. 中药的服药时间是什么？

《汤液本草》说："药气与食气不欲相逢，食气消则服药，药气消则进食，所谓食前食后盖有义在其中也。"可见古人对药物与食物之间的关系以及相互影响有很深的体会，并积累了丰富经验。

一般中药汤剂可在早晚各服一次或在两餐之间服，即上午10时，下午3时各服一次。民间习惯在临睡前和次晨各服一次。对于不同病情、不同方药又有不同的服法。

（1）如何选择给药时间，有几种说法：①使药物的作用与人体节律同步协调。即阳药用于阳长之时，阴药用于阴主之时，升药用于升时，降药用于降时。②按疾病部位确定给药时间。如《神农本草经·序录》："病在胸膈以上者，先食而后服药；病在心腹以下者，先服药而后食；病在四肢血脉者，宜空腹而在旦；病在骨髓者，宜饱满而在夜。"③一旦发现疾病，及时给药，并根据病情控制时间间隔。如《千金方》："凡作汤药不可避晨夜时日吉凶，觉病须臾，即宜便治，不等早晚，则易愈矣。"又"下痢诸不差，用乌梅黄连蜜丸日三夜二"，"疟疾寒热日再三发，恒山甘草汤相去如人行五里一服"，"时行风毒……漏芦连翘汤相去五里久更服"。

（2）如何确定中成药的给药时间：总的来说，给药时间的确定，应根据病情的需要,尽量发挥药物的预防、治疗作用,减少不良反应为原则。具体说来,可参考以下分别对待:①无特殊规定的一般口服药,一日量分2~3次,于早、晚或早、中、晚饭后0.5~1.0小时各服一次。②补益药,一般补益药宜饭前服,以利吸收;补阴药宜晚上一次服,可提高疗效。③危急重症用药,应及时给药,为保证药力持续发挥,将所需药量酌情分次给予。④解表药,及时给予,以免病邪由表入里;如病情许可,发汗解表药于中午以前阳分时间(约11时)给予,可顺应阳气升浮,有助药力驱邪除病。

16. 中药越苦效果越好吗?

俗话说良药苦口,有人因此认为越浓、越苦的汤药,效果越好。于是,为了让汤药更浓,就把煎煮的时间延长,让药的浓度更"高"。

其实,煎得过久可能引起很多问题。首先,容易煎煳,严重时还会把药锅弄坏。其次,中药汤剂在煎到一定程度时,有效成分达到浓度平衡,此时再煎,有效成分不会再溶出,非有效成分(如树脂、树胶、色素等大分子化合物)还会不断溶出,虽然好像更"浓"了,但并没有增大药效,反而会加重苦味并影响口感,有人喝了还会恶心呕吐。最后,煎得过久,高温会破坏已经煎出的药液成分,影响药效。

中医讲究辨证施治。开药方时,中医大夫要综合考虑患者的体质、病情以及药物的性质和功能。一般来讲,中药要辨析四气、五味、有毒无毒等。四气是指寒、热、温、凉;五味是指辛、甘、酸、苦、咸。

不同的中药,它的味道也是不一样的。例如山楂味酸、黄连味苦、葱白味辛、甘草味甜等。其中苦寒药多用于清热、泻火、解毒,但是久服苦寒药,容易损伤脾胃功能,用药应"中病即止"。比如板蓝根,药性苦寒,对于体质较强、易上火的人群疗效较好;但如果患者本身属于虚寒体质,则不宜久服,否则会因其苦寒伤胃,引起胃痛、怕冷、食欲减退等症。

目前减肥养颜类的中药制剂,大多含有大黄等药物。大黄性味苦寒,久服不但损伤脾胃,还可引发黑肠病、肾结石等病症。

17. 中药煎煮时间越久效果越好吗?

在日常生活中也有不少人以为中药煎煮越浓效果越好,煎煮时间越长,有效成分越多,这是错误的。煎中药是将中草药中的有效成分不断释放、溶解的过程,当中药与药液中的有效成分浓度平衡后,这一过程就停止了,再连续不断地煎,不仅不会使药物内的有效成分继续溶解,反而令药液中的有效成分不断蒸发而减少,甚至使有效成分在长时间的高温中遭到破坏,导致药效降低。

不过煎药也有讲究,有的属先煎药(即在同一帖药中,必须首先煎熬的药),这类药的特性是质地坚硬,如龙骨、牡蛎、龟板、鳖甲、矿石类药物,先煎半小时或更久;有些含有毒性的药物,如蛇六谷、生附子、生川草乌等须先煎两小时,以降低其毒性,然后将同一帖的其他药加入同煎。另一类属包煎药(即用纱布袋包着煎的药),这类药的特性是:有的带有绒毛,煎药时药汁中的绒毛不易除去,服后会刺激咽喉,如旋覆花、枇杷叶之类;有的黏性成分多,有的遇水即煳,煎药时会煳锅,如车前子、葶苈子、丸、散、丹、曲、粉、霜之类。

另外,还需注意除了要煎服得法,用量也要得当,还要注意细节问题。

(1)要视病情、药性的各异,调整汤药的温度使药物更好地发挥疗效。

(2)有些中药服用不当易致呕吐,要加以注意,如香薷,热服易致呕吐,当以冷服为好。

(3)服发汗药后需安卧,服辛温发表药宜盖被取微汗以助之,而服辛凉发表药则不宜盖被。

(4)凡服发汗药者,只宜取得通体微汗,不可令人大汗淋漓,以防发汗太多而虚脱(尤其老年人)。若发现服药后汗不出者,可加服些热开水或热稀粥,以助药力。

(5)服发汗药后,不可即食酸味食物及冷饮。

(6)在服药期间,应忌食生冷、油腻等不易消化及辛辣与刺激性食物,以免影响药物的吸收与疗效。如茯苓忌醋、蜂蜜忌生葱、天冬忌鲤鱼、白术忌大蒜、桃、李等。

18. 常用中药方剂(心血管方向)有哪些?

(1)白虎加人参汤(《伤寒论》)

方药:石膏、知母、甘草、粳米、人参。

方歌:白虎膏知粳米甘,清热生津止渴烦;气分热盛四大证,益气生津人参添。

功用:清热泻火,益气生津。

(2)养心汤(《仁斋直指方论》)

方药:黄芪、茯苓、茯神、半夏曲、当归、川芎、远志、姜汁、辣桂、柏子仁、酸枣仁、北五味子、人参、甘草。

方歌:养心汤用草芪参,二茯芎归柏子寻;夏曲远志兼桂味,再加酸枣总宁心。

功用:益气补血,养心安神。

(3)半夏泻心汤(《伤寒论》)

方药:半夏、黄芩、干姜、人参、黄连、大枣、炙甘草。

方歌:半夏泻心配芩连,干姜人参大枣甘;辛开苦降除痞满,寒热错杂痞证蠲。

功用:和胃降逆,开结除痞结。

(4)补阳还五汤(《医林改错》)

方药:生黄芪、当归尾、赤芍、地龙、川芎、红花、桃仁。

方歌:补阳还五归尾芎,桃红赤芍佐地龙;四两生芪为君药,补气活血经络通。

功用:补气,活血,通络。

(5)补中益气汤(《脾胃论》)

方药:黄芪、炙甘草、人参、当归、陈皮、升麻、柴胡、白术。

方歌:补中益气芪参术,炙草升柴归陈助;气虚下陷能升举,气虚发热甘温除。

功用:补中益气,升阳举陷。

(6)大补阴丸(《丹溪心法》)

方药:熟地黄、龟板、黄柏、知母、猪脊髓。

方歌:大补阴丸知柏黄,龟板脊髓蜜成方;咳嗽咯血骨蒸热,阴虚火旺制亢阳。

功用:滋阴降火。

(7)大柴胡汤(《伤寒论》)

方药:柴胡、黄芩、白芍、半夏、枳实、生姜、大枣。

方歌:大柴胡汤用枳实,黄芩半夏芍枣姜;少阳阳明同合病,和解攻里效无双。

功用:和解少阳,内泻热结。

(8)当归补血汤(《内外伤辨惑论》)

方药:黄芪、当归。

方歌:当归补血君黄芪,芪归量比五比一;补气生血代表剂,血虚阳浮发热宜。

功用:补气生血。

(9)当归四逆汤(《伤寒论》)

方药:当归、桂枝、芍药、细辛、炙甘草、通草、大枣。

方歌:当归四逆用桂芍,细辛通草甘大枣;养血温经通脉剂,血虚寒厥服之效。

功用:温经散寒,养血通脉。

(10)导赤散(《小儿药证直诀》)

方药:木通、生地黄、生甘草、竹叶。

方歌:导赤木通生地黄,草梢煎加竹叶尝;清心利水又养阴,心经火热移小肠。

功用:清心养阴,利水通淋。

——摘自国家中医药管理局指定方剂—心血管病科常用方剂

19.常用单味中药有哪些(作用于心脏方面)?

(1)解表药

1)辛温解表药

麻黄:发汗解表,宣肺平喘,利水消肿。

桂枝:发汗解肌,温通经脉,助阳化气。

紫苏:发汗解表,解鱼蟹毒,行气宽中,顺气安胎。

生姜:发汗解表,解鱼蟹毒,温中止呕,温肺止咳。

荆芥:发表散风,透疹消疮,炒炭止血。

防风:发表散风,胜湿止痛,止痉止泻。

白芷:散风寒湿,通窍止痛,燥湿止带,消肿排脓。

细辛:散风寒湿,通窍止痛,温肺化饮。

苍耳子:散风寒,通鼻窍,止头痛,散风除湿。

辛夷:散风寒,通鼻窍,止头痛。

羌活:祛风寒湿痹,解表气雄而烈,上行达表。

独活:祛风寒湿痹,解表气淡而缓,下行入里。

香薷:发汗解表,化湿和中,利水消肿。

2)辛凉解表药

薄荷:疏散风热,透疹利咽,清利头目,疏肝解郁。

牛蒡子:疏散风热,透疹利咽,滑利通便,解毒散肿。

蝉蜕:疏散风热,透疹利咽,明目退翳,息风止痉。

桑叶:疏散风热,平肝清肝明目,清肺润燥,凉血止血。

菊花:疏散风热,平肝清肝明目,清热解毒。

柴胡:发表升阳,和解退热,疏肝解郁,升阳举陷。

升麻:发表升阳,发表透疹,清热解毒,升阳举陷。

葛根:发表升阳,解肌退热,发表透疹,升阳止泻,生津止渴。

蔓荆子:疏散风热,清利头目,祛风止痛。

淡豆豉:解表除烦。

浮萍:发汗解表,透疹止痒,利水消肿。

(2)清热药

1)清热泻火药

石膏:清热泻火,除烦止渴,收敛生肌。

知母:清热泻火,除烦止渴,滋阴润燥。

芦根:清热生津,祛痰排脓,清胃止呕,利尿透疹。

天花粉:清热生津,清肺润燥,排脓散肿。

竹叶:清心除烦,清热利尿,生津止渴。

淡竹叶:清心除烦,清热利尿,渗湿泄热。

夏枯草:清肝明目,降血压,散郁结。

决明子:清肝明目,降血压,润肠通便。

栀子:泻火除烦,清热利湿,凉血解毒,消肿止痛。

2)清热燥湿药

黄芩:清热燥湿,泻火解毒,凉血安胎。

黄连:清热燥湿,泻火解毒,除烦止呕。

黄柏:清热燥湿,泻火解毒,退热除蒸。

苦参:清热燥湿,杀虫止痒,燥湿止泻,清热利尿。

白鲜皮:清热燥湿,杀虫止痒,清热解毒,祛风痛痹。

龙胆草:清肝泻火,清热燥湿。

3)清热解毒药

金银花:清热解毒,疏散风热,凉血止痢。

连翘:清热解毒,疏散风热,消肿散结,清心利尿。

蒲公英:清热解毒,消痈散结,清肝明目,通经下乳,利湿通淋。

紫花地丁:清热解毒,消痈散结,清肝明目,解蛇毒。

野菊花:清热解毒,消痈散结,泻火解毒,利咽明目。

大青叶:清热解毒,凉血散肿,凉血消斑。

板蓝根:清热解毒,凉血散肿,利咽散结。

青黛:清热解毒,凉血散肿,清肝泻火,息风定惊。

鱼腥草:清热解毒,消痈排脓,利尿通淋。

败酱草:清热解毒,消痈排脓,祛瘀止痛。

射干:清热解毒利咽,降气祛痰。

山豆根:清热解毒利咽,泻火散肿。

马勃:清热解毒利咽,清肺止血。

白头翁:清热解毒,凉血止痢。

马齿苋:清热解毒,凉血止痢,凉血止血。

鸦胆子:清热解毒,凉血止痢,截疟,腐蚀赘疣。

熊胆:清热解毒,凉肝息风定惊,清肝明目。

牛黄:清热解毒,凉肝息风定惊,化痰开窍。

穿心莲:清热解毒,燥湿消肿。

白花蛇舌草:清热利湿,解毒消痈。

土茯苓:解毒除湿,通利关节。

4)清热凉血药

生地黄:清热凉血,养阴生津,凉血止血。

玄参:清热凉血,养阴生津,泻火解毒,消痈散结。

牡丹皮:清热凉血,散瘀消痈,退虚热。

赤芍:清热凉血,散瘀消痈,泻肝火。

紫草:凉血活血,解毒透疹。

5)清虚热药

青蒿:清热除蒸凉血,解暑截疟。

白薇:清热除蒸凉血,利尿通淋,解毒疗疮。

地骨皮:清热除蒸疗疳,清肺降火,凉血止血,除烦止渴。

银柴胡:清热除蒸疗疳。

胡黄连:清热除蒸疗疳,解毒除湿。

(3)泻下药

1)攻下药

芒硝:泻火通便,清火消肿,润燥软坚。

大黄:泻火通便,解毒祛瘀,除湿退黄,降火止血。

虎杖:泻火通便,解毒祛瘀,除湿退黄,祛痰止咳。

番泻叶:泻下通便导滞,行水消肿。

芦荟:泻下通便导滞,清肝泻火。

2)润下药

火麻仁:润肠通便,滋养补虚。

郁李仁:润肠通便,利水消肿。

3)峻下逐水药

甘遂:泻水逐饮,善行经髓痰涎。

大戟：泻水逐饮，善泻脏腑水湿。

芫花：泻水逐饮，善除胸胁伏饮痰癖，杀虫疗疮。

牵牛子：泻下逐水，去积杀虫。

巴豆：峻下冷积，逐水退肿，祛痰利咽。

(4)祛风湿药

威灵仙：祛风湿，通经络，消骨鲠，行痰水。

羌活：祛风寒湿痹，解表气雄而烈，上行达表。

独活：祛风寒湿痹，解表气淡而缓，下行入里。

蕲蛇：祛风通络，定惊止痉。

乌梢蛇：祛风通络，定惊止痉。

木瓜：舒筋活络，除湿和胃。

秦艽：祛风湿热痹，舒筋络，退虚热，清湿热。

防己：祛风湿痹痛，祛风清热，利水消肿，止痛。

防风：祛风湿痹痛，祛风却寒，止痉止泻。

五加皮：祛风湿，补肝肾，强筋骨，利水。

桑寄生：祛风湿，补肝肾，强筋骨，安胎。

(5)化湿药

藿香：芳香化湿，解暑发表，和中止呕。

佩兰：芳香化湿，解暑发表，化内湿。

白术：燥湿健脾，补脾益不足，固表利水安胎。

苍术：燥湿健脾，运脾泻有余，祛风发汗明目。

厚朴：燥湿运脾，行气消积，下气平喘。

砂仁：化湿行气温中，温脾止泄，安胎。

白蔻：化湿行气温中，温胃止呕。

草蔻：燥湿温中，止呕。

草果：燥湿温中，截疟。

(6)利水渗湿药

茯苓：利水渗湿，健脾安神。

猪苓：利水渗湿。

薏苡仁:利水渗湿,健脾除痹,清热排脓。

泽泻:利水渗湿,泻热。

滑石:利水通淋,渗湿止泻,清热解暑,清热收湿。

车前子:利水通淋,渗湿止泻,明目,清肺化痰。

木通:利水通淋,泄热通乳,入血分利血脉。

通草:利水通淋,泄热通乳,入气分清肺热。

瞿麦:利水通淋,破血通经。

石韦:利水通淋,清肺止咳,凉血止血。

海金沙:利尿通淋,止痛。

萹蓄:清热利水,杀虫止痒。

地肤子:清热利水,杀虫止痒。

萆薢:祛风除湿,利湿去浊。

茵陈蒿:清热除湿退黄。

金钱草:清热除湿退黄,通淋排石,解毒消肿。

(7)温里药

附子:补火助阳,散寒止痛,回阳救逆。

肉桂:补火助阳,散寒止痛,引火归元,温通经脉。

干姜:回阳救逆,散寒止痛,温肺化饮。

吴茱萸:疏肝下气,散寒止痛,温中止呕,助阳止泻。

小茴香:疏肝下气,散寒止痛,理气和中。

(8)重镇安神药

朱砂:镇心安神、清热解毒。入丸散服,每次 0.1~0.5 克。不入煎剂,忌火煅。

磁石:镇惊安神,平肝潜阳,聪耳明目,纳气定喘。

龙骨:镇惊安神、平肝潜阳、收敛固涩、收湿敛疮。镇惊安神、平肝潜阳宜生用,收敛固涩、收湿敛疮宜煅用。

琥珀:安神定惊、活血散瘀、利尿通淋。不入煎剂,每服 1.5~3.0 克。

珍珠:安神定惊、明目除翳、解毒敛疮、润肤祛斑。入丸散,0.1~1.0 克。

(9)养心安神药

酸枣仁:养心安神,敛汗(自汗、盗汗)。

柏子仁:养心安神,润肠通便。

远志:宁心安神,祛痰开窍,消散痈肿。对胃有刺激性,故溃疡病及胃炎患者慎服。

夜交藤:养心安神,祛风通络。

合欢皮:解郁安神,活血消肿。

(附:单味中药治不了心脏病,心脏病是严重的心血管疾病,中医治疗需要结合具体身体症状,综合使用中药进行治疗。也就是说需要遣方用药。像是酸枣仁、柏子仁、夜交藤、合欢花、淡豆豉、莲子、川芎、丹参等草药,都是作用于心的单味中药材。)

20. 治疗心血管疾病的中成药有哪些?

(1)复方丹参片:复方丹参片主要包括丹参、三七等中药材,能够有效地扩张患者狭窄的动脉,促进心肌的氧供给,对心脑血管急性症状具有很好的缓解作用,但患者在服用复方丹参片时,不能喝酒或吃油腻食物,否则可能会对药效造成一定的影响。

(2)心脑清软胶囊:心脑清软胶囊是比较常见的治疗心血管疾病的中成药,主要包括红花油、维生素 B_6 等,能够有效改善体内的血液循环,对脑供血不足、脑动脉硬化等疾病有较好的治疗效果。

(3)参附注射液:参附注射液是治疗心血管疾病比较常见的一种注射液,包含的有红参、附片等中药材,对于出血性休克、哮喘等疾病的治疗效果是显而易见的。还能够在一定程度上缓解心脑血管疾病的症状。

此外,红花注射液、安宁注射液等也是比较常用的中药注射液,具体使用哪种要根据患者的病情来决定。

四、新型冠状病毒肺炎与心血管疾病相关知识

1. 什么是新型冠状病毒肺炎?

新型冠状病毒肺炎(Corona Virus Disease 2019,COVID-19),简称新冠肺炎,世界卫生组织命名为2019冠状病毒病,是指2019新型冠状病毒感染导致的肺炎。

2. 新型冠状病毒肺炎有什么症状?

新型冠状病毒肺炎常以发热、干咳、乏力等为主要表现,少数患者伴有鼻塞、流涕、腹泻等上呼吸道和消化道症状。

3. 新型冠状病毒如何传播?

经呼吸道飞沫和接触传播是主要的传播途径,飞沫传播距离不会很长,通常来说不会超过2米。直径大于5微米的飞沫会很快沉降,如果距离太近,飞沫会通过咳嗽、喷嚏、说话等行为掉落在对方的黏膜上,引起感染。接触传播包括直接和间接接触,比如皮肤、黏膜直接接触患者或病原菌携带者,或间接通过接触患者的痰液、血液、体液、分泌物、呕吐物、排泄物,或通过已被病毒污染的手接触自己的口、眼、鼻等引起感染。在相对封闭的环境中长时间暴露于高浓度气溶胶情况下存在经气溶胶传播的可能,所以要戴口罩、勤洗手、多通风。

4. 新型冠状病毒肺炎潜伏期有多久?

基于目前的流行病学调查,本病的潜伏期为1~14天,多为3~7天。

5. 心血管疾病患者是新型冠状病毒肺炎的易感人群吗?

新型冠状病毒全人群易感,而有心血管疾病的患者,免疫力较低,且多数为老年患者,感染的风险更大。因此,心血管疾病患者不仅是易感人群,也更容易发展为重症病例。

6. 如何避免感染新型冠状病毒肺炎?

(1)尽量远离传染源,一旦发现,应立即隔离,并配合治疗。

(2)出门戴口罩,避免飞沫传播。

(3)提高自身抵抗力,保证营养均衡,适量锻炼。

(4)保持室内通风,一般每天通风 2～3 次,每次 30 分钟。

(5)饭前便后以及接触公共物品前后,勤洗手消毒。

7. 外出回家后衣物如何消毒?

外出回家后日常外套直接挂在门口,把外面穿的衣服和家居服分开,没有必要每天回去都对外套进行消毒处理。如果去过发热门诊等高危人群聚集性场所或者接触了可疑人群,需对外套进行消毒处理,尽量选用物理消毒,如果物理消毒达不到消毒效果,再选用化学消毒剂。如衣物耐高温,可用 56 ℃水煮 30 分钟,也可选用烘干机,温度调到 80 ℃,烘干 20 分钟。化学消毒剂可选用 84 消毒液等含氯消毒剂。

8. 如何正确洗手?

洗手要用流动水,若手上脏污不可见,可选用含有酒精成分的免洗洗手液先行消毒,再进行清洗。不确定手部是否清洁时,避免接触口、鼻、眼。

洗手正确步骤:

(1)流动水下淋湿双手。

(2)取适量洗手液均匀涂抹整个手掌、手指、指缝。

(3)认真搓洗双手:①掌心相对,手指并拢,相互揉搓;②手心对手背沿指缝相互揉搓,交换进行;③掌心相对,双手交叉指缝相互揉搓;④弯曲手指四指关节在另一手掌心旋转揉搓,交换进行;⑤右手握住左手大拇指旋转揉搓,交换进行;⑥将五指指尖并拢放于另一掌心旋转揉搓,交换进行。

(4)流动水下彻底冲净双手。

(5)擦干双手,取适量护手液护肤。

9. 如何保持居家环境不被污染?

(1)开窗通风:每天打开门窗通风 2～3 次,每次 30 分钟左右,通风时注意保暖,避免着凉。

(2)室内清洁:室内物品保持清洁,表面可用 75% 酒精或消毒液进行擦拭或喷雾消毒,注意使用酒精时避开火源。

(3)物品消毒:外衣放在阳台通风处,口罩摘掉后不要乱放,齐于专用垃圾袋。

(4)勤洗手:吃饭前、外出回家后、如厕后、打喷嚏后要及时洗手。

10. 疫情期间冠心病患者居家如何防范?

疫情期间,对于病情稳定的患者,按照医嘱服药,不应随意减药或停药。随着互联网技术的发展,现如今多数医院均已开通线上问诊咨询服务,患者可根据自身需求进行线上咨询。

11. 病情不稳定的冠心病患者在疫情期间应如何应对?

病情不稳定的冠心病患者,需加强冠心病的病情观察和居家自我监测,及时识别病情恶化的危险信号,随时拨打急救电话,寻求专业帮助。

12. 疫情期间高血压患者居家如何防范?

疫情期间由于长期待在家里,高血压患者难免会出现焦虑、紧张等情绪,从而造成血压波动,严重者甚至会诱发其他心血管疾病,造成生命危险。因此高血压患者在疫情期间应做好血压的自我管理。

(1)保持稳定的情绪,良好的情绪对调节血压有很大帮助。

(2)保持良好的作息和生活习惯,即使疫情期间居家管理,也应早睡早起,作息规律。

(3)高血压患者饮食应保证低盐低脂,并且多吃新鲜的水果和蔬菜,做到营养均衡。

(4)严格按照医嘱服药,准确有规律地服药可有效控制血压,特殊时期若药品用完,可就近去药店购买,切不可自行停药。

(5)学会自我监测血压,每天定时定体位测量血压,若出现血压波动较大且身体有不适症状时,及时与医生沟通。

13. 疫情期间心力衰竭患者居家如何防范?

疫情期间,稳定期的心力衰竭患者应以居家自我管理为主,减少外出被感染的机会。心力衰竭患者的自我管理应注意以下几点:①记录自己的心率和血压,学会定时监测和记录,可为后续药物调整提供依据;②监测体重,如果3天内体重突然增加2千克以上,排除进食过多的因素外,应考虑是否水肿,需使用或调整利尿剂用量;③按时服药,不可自行停药或更改剂量;④控制饮食饮水的摄入量,不宜过饱;⑤若出现体力明显下降、疲乏加重、平躺或休息时呼吸困难、体重剧增(3天内增加2千克以上)、腿及脚踝关节和腹部水肿、咳嗽加重、食欲减少、尿量减少等症状时,应及时向心内科医生进行咨询是否需要进一步治疗;⑥若出现呼吸困难加重伴汗出、不能平卧、胸闷、胸痛且含服硝酸甘油未得到缓解等症状时,应及时到医院就诊。

14. 疫情期间心律失常患者居家如何防范?

(1)加强自我监测,密切监测并记录自己的血压及心率的变化。

(2)保持情绪稳定,焦虑的情绪会引起心率的变化。

(3)合理调整饮食,注意少食多餐,不宜过饱,避免食用刺激性食物。

(4)保持肠道通畅,避免便秘。

15. 疫情期间冠心病患者饮食应如何调整?

冠心病患者的饮食应以低盐、低脂、低胆固醇为主,多吃新鲜的水果蔬菜以及杂粮类主食,注意荤素搭配,保证营养的多样化。忌食高脂肪、高热量、高盐、油炸、腌制类食物。

16. 疫情期间复诊时间到了,应该去医院吗?

慢性心血管疾病患者大多数都是需要定期门诊复诊的,根据病情的变化调整治疗方案。对于冠脉支架植入术后、起搏器术后以及一些需要不断调整药物的患者来说,更需要按要求复诊。建议如果患者病情稳定,没有新出现的情况,可以暂缓复诊。如果病情发展或发生了变化,尤其是出现频繁及持续的胸痛、严重的呼吸困难或更严重的情况则应在做好个人防护的情况下及时到医院就诊,千万不能因为害怕感染病毒而延误了治疗。

17. 冠心病患者在疫情期间的药物治疗需要调整吗?

冠心病是慢性疾病,需要长期药物治疗。如果病情稳定,就不需要调整药物,规律服药即可。在这期间,患者需要观察自己的病情变化,比如心率、血压是否异常,是否出现胸痛、胸部不适、头晕等症状,若出现症状,建议先远程咨询熟悉的医生,如果出现持续胸痛、大汗淋漓,建议立即拨打120寻求急救帮助。

18. 如果家里的药吃完了,应该怎么办?

必须提醒冠心病患者,千万不能停药,如果擅自停用抗血小板药物、他汀类药物,会使发生心血管事件的风险大大升高。如果家里没有药了,一定要到附近医院或正规药店及时补充。只要大家做好防护,去医院时戴好口罩,与人保持足够距离,尽量不直接触碰医院的公共设施,就可以最大限度地避免感染。到医院应该全程做好防护措施。

19. 疫情居家期间如何进行身体锻炼?

对于冠心病患者而言,在病情允许的情况下,适当的体育运动可改善心脏功能和活动耐量,增强体质。居家不宜外出期间,可在家进行八段锦、太极拳、五禽戏、六字诀、易筋经等中医传统功法练习,即可强身健体,又可修身养性(具体锻炼方法,可参照本书相关内容)。

20. 冠心病患者能接种新型冠状病毒疫苗吗？

冠心病患者可以接种新型冠状病毒疫苗。冠心病患者如果感染了新型冠状病毒肺炎，容易进展为重症，甚至出现多脏器功能衰竭、凝血功能障碍、死亡的风险。因此，冠心病患者更应该接种新型冠状病毒疫苗，这样才能有效地预防新型冠状病毒的感染。

21. 高血压患者能接种新型冠状病毒疫苗吗？

高血压患者通过生活方式干预用药治疗之后，收缩压高于 160 毫米汞柱或者是舒张压高于 100 毫米汞柱，这种情况下要暂缓接种新型冠状病毒疫苗，要调整降压药物使用方案，将血压控制在 160/100 毫米汞柱以下的时候再进行接种。

参考文献

[1]刘艳萍.现代心血管病护理[M].郑州:河南科学技术出版社,2014.

[2]关怀敏,解金红.冠心病血运重建后的管理[M].长春:吉林科学技术出版社,2019.

[3]尤黎明,吴瑛.内科护理学[M].6版.北京:人民卫生出版社,2017.

[4]董凤伟.心血管内科护理基本知识与技能700问[M].北京:科学出版社,2010.

[5]赵新华,胡宇宁,何晓青,等.心内科疾病诊治精要[M].开封:河南大学出版社,2020.

[6]林汉英,毛燕君.介入诊疗700问[M].北京:金盾出版社,2016.

[7]胡大一.教你平安度过"支架人生"[M].北京:军事医学科学出版社,2015.

[8]张敏州,曾锐祥.漫画冠心病[M].北京:人民卫生出版社,2020.